一日の体調を整える

朝のヨガ

サントーシマ香

prologue

これは、やさしい朝ヨガの本です。

忙しい、という言葉はなるべく使いたくないのですが、
生活していると、朝はたくさんやることがあります。

上の子どもが味噌汁の具をつまんでは床に落とすことに熱中し
下の子どもが納豆まみれになってママを呼ぶ横で
旦那さんが携帯をいじっているような朝もあったりします。

私は、もともと焦ってしまいがちな性格です。
正直なことを言うと、今でも疲れが溜まると

イライラに乗っ取られることがあります。

それでも、子どもらに挟まれた布団の中で瞑想をしたり
着替えを見守りながらヨガを1ポーズ練習したりと
朝に自分をケアする時間をとることで、
少しずつイライラが減ってきたことを感じます。

この本は、同じように朝からたくさんやることがある人や
自分に課されているテーマを引き受けて生きている人たちに
朝に少しのヨガを役立ててもらえたら、というゆるやかな提案です。

前作『疲れないからだをつくる夜のヨガ』に続き
ヨガやアーユルヴェーダの知恵袋の中からおすすめしたいもの、
わたし自身が友人や先生方から教えてもらって
「これはいい！」と実感しているものをご紹介しています。

でも、決してやらなかったら、どうとかいうものではなく

あくまで自分の現在のライフスタイルに役立つか、
を尺度として自由に試してみてください。

煮詰まりがちな心に余裕が生まれると
ものごとのいいところが目に入りやすくなり
ありがたいなぁ、という気持ちが自然に湧いてきます。
あたりまえの日常の中に美しさがあることに気づきます。

新しい一日を生きるのは、いつも私たち自身です。
まず自分にやさしさを手向《たむ》けることから、一日を始めましょう。

サントーシマ香

本書の使い方

一日をごきげんに過ごす「朝のヨガ」。朝の忙しい時間でも、ていねいに一呼吸したり、布団の中で1ポーズするだけでもOK。からだを徐々に立ち上げていきます。

part 1 きげんよく一日を始める

その日の自分のモードや質を決めるのに、最も大切な朝の時間について。朝の時間帯に合った過ごし方についてお話しします。

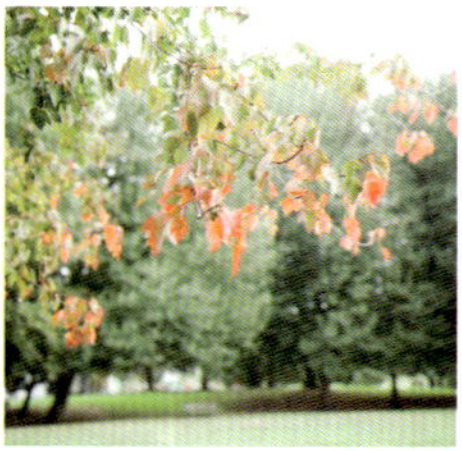

part 2 一日を整える朝の呼吸

目覚めて布団の中でできる呼吸のほか、集中力を高める「波の呼吸」、心身のデトックスをする、からだを温める「カパルバティ呼吸」、きげんよく一日を始める「微笑みの呼吸」をご紹介しています。ほんの数分、気持ちを落ち着けるところで行ってください。

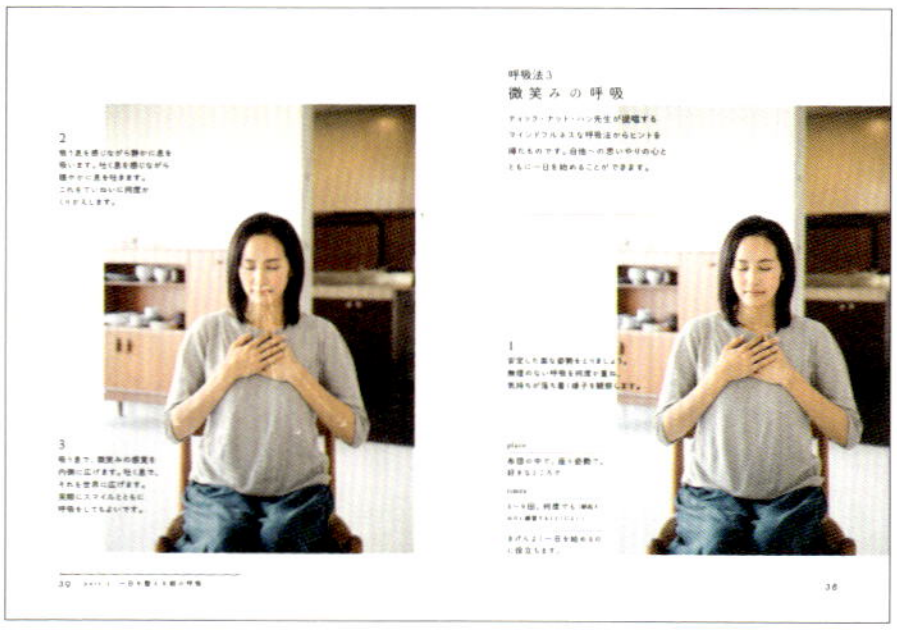

part 3　一日を立ち上げる Good Morning ヨガ

ゆるやかにからだを活動モードへ切り替えるポーズ、寝ているときにこわばりや重だるさを溜めがちな背骨を目覚めさせるポーズ、下半身や体幹を強化するポーズを中心にしています。好きなものを選んで行ってください。何ポーズでもOKです。

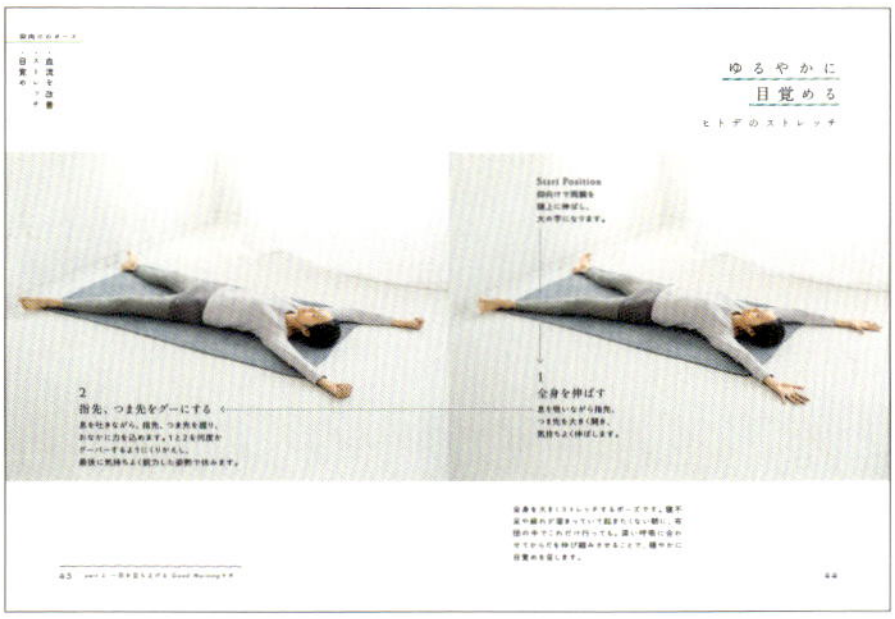

part 4　一日のはじめに Good Morning 瞑想

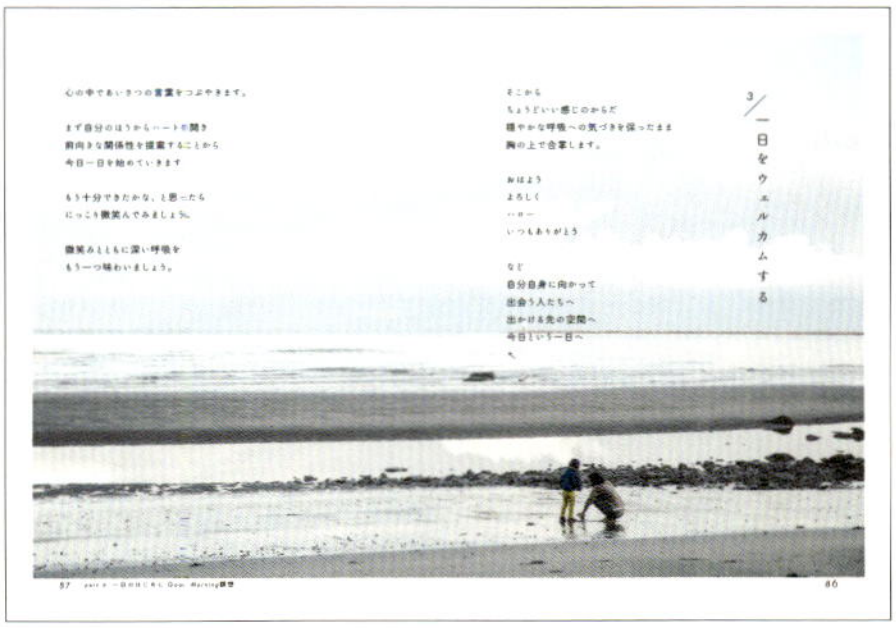

新しい一日を始めるための心の舵取りをします。布団の中で、にっこり微笑むだけでもOK。ポーズをとった後、座って瞑想をすると、からだのめぐりがよくなり、クリアになります。

part 5　心にポジティブな種をまこう

忙しい生活の中でも、きげんよく過ごせる時間が増えるように工夫することは、自分自身への助けとなります。短時間でも心を滋養するコツをご紹介しています。心地よくなるものを取り入れてみてください。

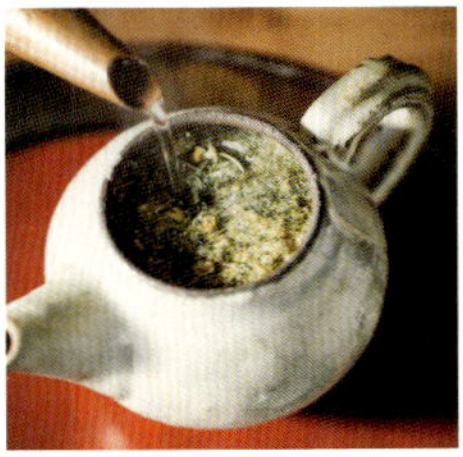

一日の体調を整える　朝のヨガ　目次

part 3
一日を立ち上げる

Good Morningヨガ

part 4
一日のはじめに

Good Morning瞑想

part 5
心にポジティブな種をまこう

part 1

きげんよく
一日を始める

一日が決まる朝の時間

一日のうちで、朝の時間というのは、その日の自分のモードや質を決めるのに、自由意志をはたらかせることができるとても価値のある時間です。外的な環境は晴れの日もあれば、雨や風の日もあるのですが、内なる心の状態は、意識的にチューニングを合わせることができます。自分の調子のいい状態に合わせていくということをしていくと、周囲との関係や一日の自分の体験、満足度は変わってきます。

心のチューニングをするのに、呼吸やヨガ、瞑想が役に立ちます。呼吸で心身のバランスを整え、ヨガでからだの眠気を払います。忙しい朝の時間帯でも、一工夫かけることで私たち自身のからだや心をきげんよく立ち上げることができます。

今いるところに自分を置く

ヨガの考え方は「今ここを生きる」ということを大切にします。もちろん「今日の自分」から「未来の自分」を計画したり、「過去の自分」の行為の後始末をしたりということもあるのですが、それさえも「今日生きる自分に集中する」という立

時間と空間の中心にあるのは「今ここにいる自分」

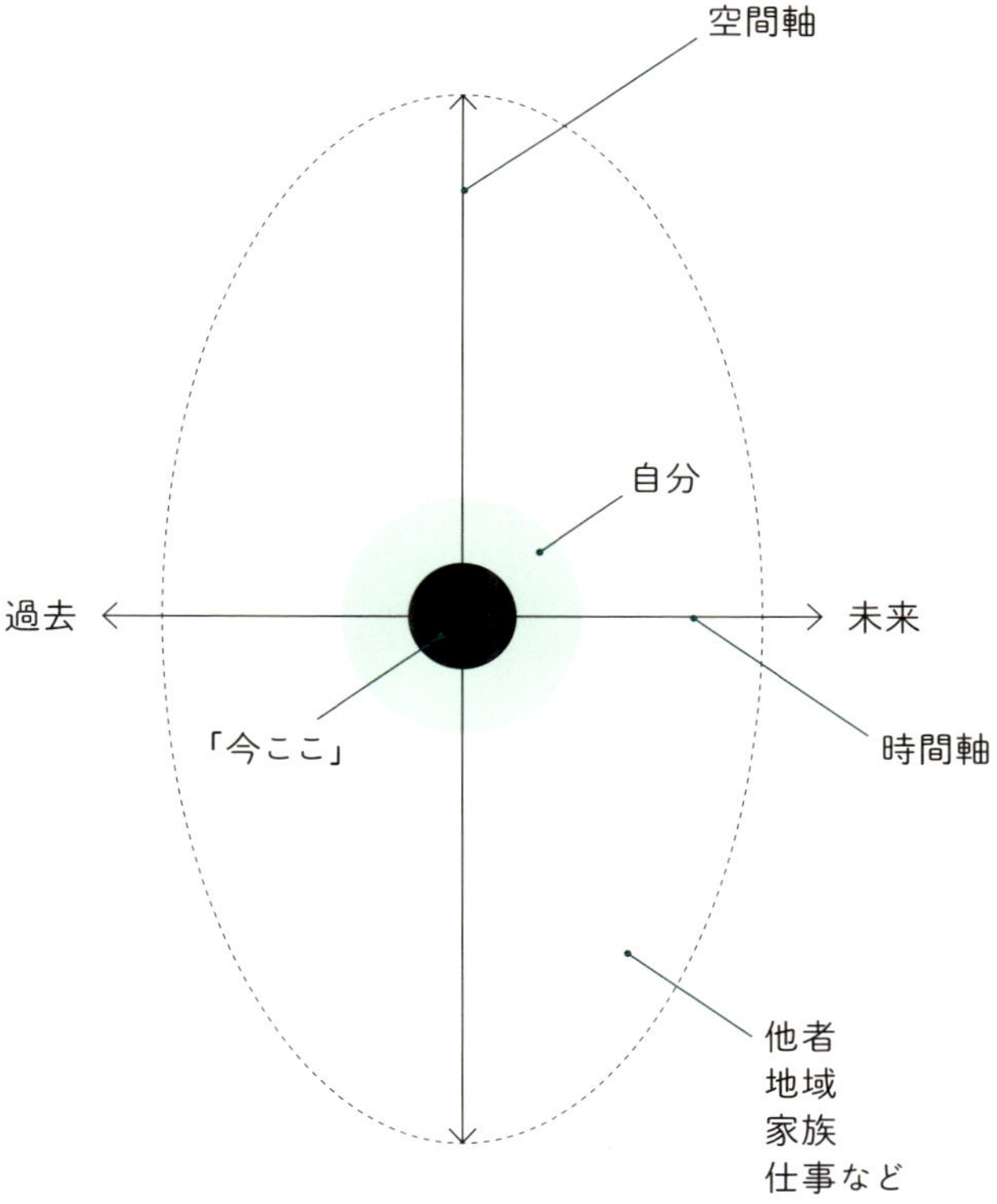

ち位置から生じることです。

「今いるところ」には、時間軸と空間軸という二つの座標軸があり、生まれてから亡くなるまでの時間軸の中で、中心にある今日、今日の中の今、というのが、自分の生きる唯一の時間です。自分のまわりには人間関係を含めた総合的な環境がありますが、自分が第一にケアすることを託されている存在は、まず自分自身です。ときにはあらゆる因果から自由になって、ただ今ここにある幸せを味わってよいのです。

　朝は一日の始まりの時間、ある意味一日ごとに私たちは生まれて、夜眠るときに死んでいます。「三つ子の魂百まで」よろしく、始まりにケアをする――からだや心が本来の居心地のよさにチューニングを合わせることができると、一日がスムーズに進みます。

　たとえば、最近の私に起きたこと。夜中、下の子の授乳で何度か起き、朝は上の子のおねしょで、シーツ類を全部洗濯して、マットレスも干し、急いでお弁当を作り、挙句に、旦那さんにイライラをぶつけて一日が始まってしまう。そのまま、いやな気持ちが一日を覆ってしまうことがあります。しかし、そんな日も、途中からチューニングを合わせて正気にかえると、テキストメッセージでフォローするなどの行動につながり、その一日がまた調和的な方向へ整っていきます。

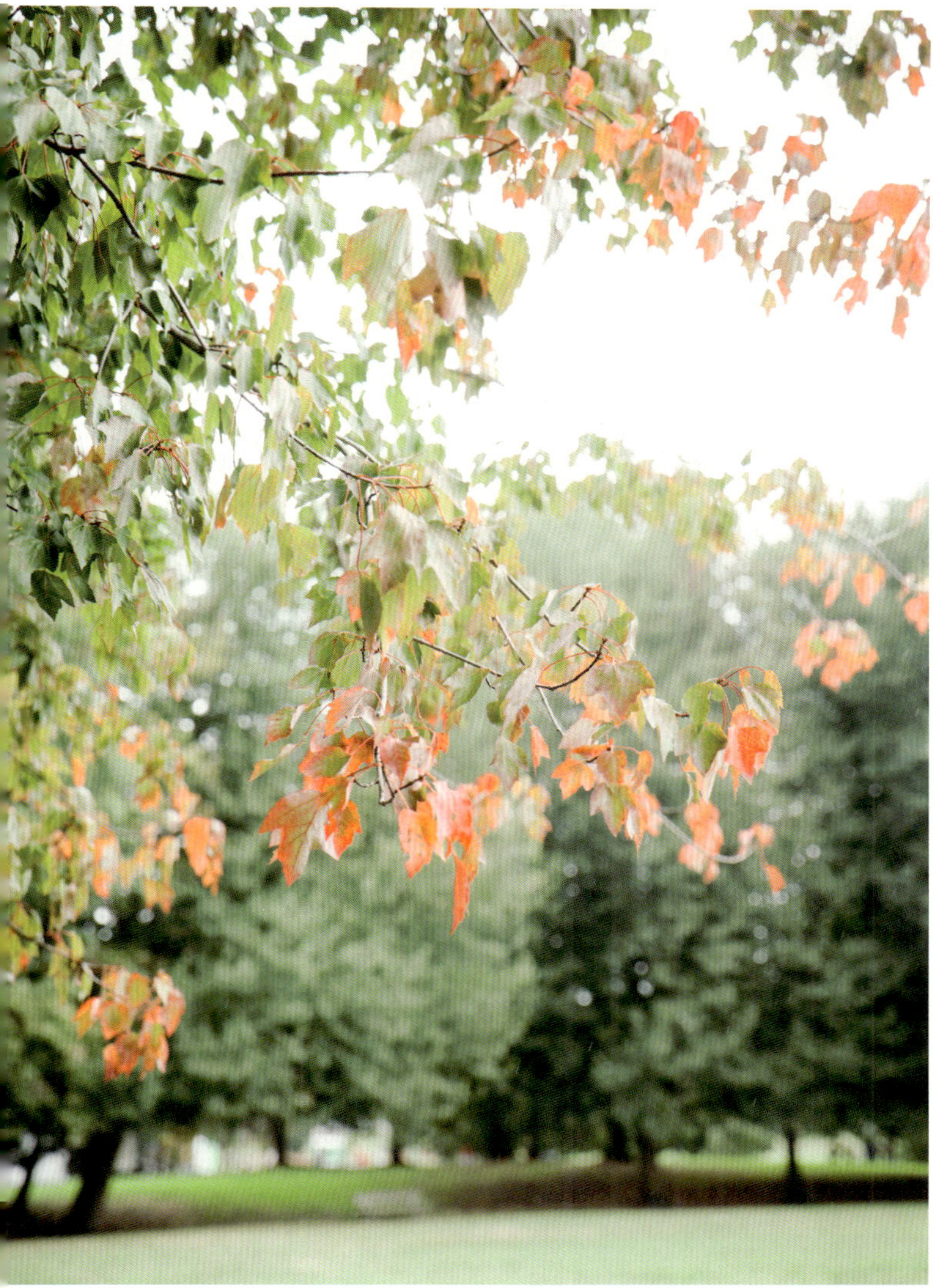

天気や仕事、子どもの突然の発熱など、どうしようもないこともありますが、自分の内なる天気やモードは、ある程度自分で選ぶことができるもの。

調子のいい状態に自分で合わせていくと一日の質が変わるというのは、自分のまいた種を自分で刈り取るということ。今ここにいる自分自身に、何を手向けるか、何の種をまくのか。畑にいる最重要人物は、今日ここにいる私です。今日の私を大切にしてまわりの人にも、自分が扱ってほしいように、調和的な選択をとっていくことが、一日の質、ひいては人生の質にも関わってくるのかな、と思います。

起きたことは自分に返ってくる

ありとあらゆるものが、大きな鍋のスープのように環境の中で溶け合い、独立して存在しているものはありません。目に見えない形で、自分と環境、まわりの人、社会や環境が一つにつながっているということです。自分が生きる人生の中心には常に私がいて、あらゆる行為、言葉や思いが全体へ精妙な影響をもたらします。しばしば原因と結果の法則とも呼ばれますが、私は「宇宙へのラブレター」と言っています。自分が出す手紙に対して返信、結果が返ってきますが、結果は大いなるものにおまかせで、自分ができることはラブレターやサンキューカードを綴ること。

たとえば、消費活動でオーガニックのものを選ぶと、その土地には化学薬品をまかないので、子どもから孫へ、またその次の代へと負の遺産を残さずに済みます。日常生活でも同じです。親切にすると親切が返ってきて、関係性がストレスの源で

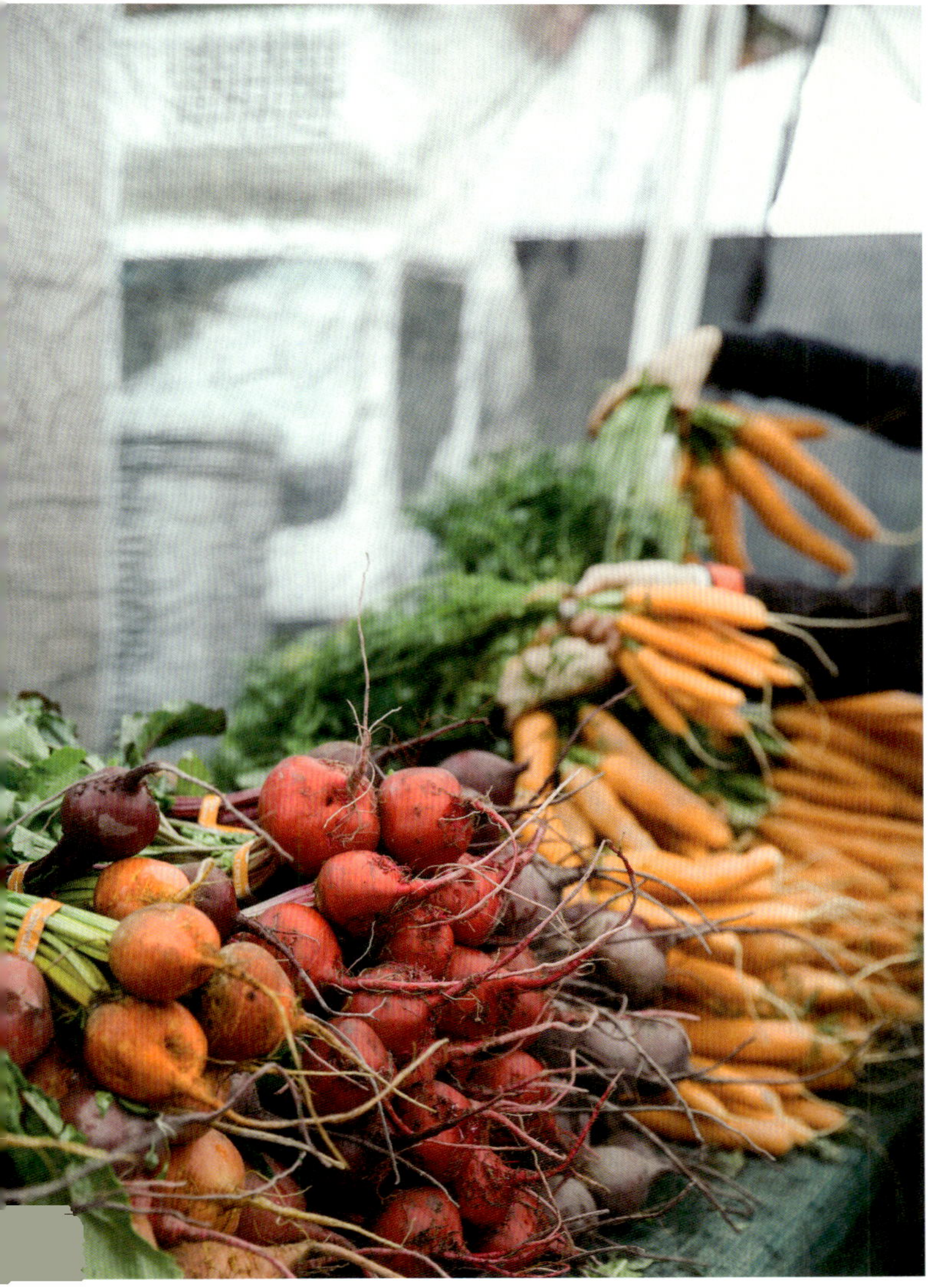

はなく癒しに変わります。いい種が自分自身、家族、他者、地域という空間軸の中で、過去を見る視点や未来への変化と時間軸へ水紋のように広がります。

エネルギーに合った一日の過ごし方

アーユルヴェーダは、インド・スリランカの伝統医学で、サンスクリット語の「アーユス（Ayus／生命）」と「ヴェーダ（Veda／真理）」が合わさった言葉です。ヨガや瞑想、オイルマッサージ、呼吸法、食事などを通じて、心とからだの健康を保つことを目的とする予防医学でもあります。

アーユルヴェーダでは、地上に存在するすべてのものは五つのエレメントの組み合わせから成り立っていると考えます。五つのエレメントは、地・水・火・風・空。私たちのからだも、五つの元素のエネルギーでつくられています。エレメントのバランスは、人それぞれ生まれつき異なり、口にするものや経験すること、年齢や季節などの要因とともに、そのバランスも変化していきます。

五つのエレメントを組み合わせた三つのドーシャ（性質）は、年齢、季節、時間帯にも影響を与えており、一日の時間帯もそれぞれの性質を帯びています。ドーシャが一日の中で2巡するので、この流れを意識すると快適な一日になります。

五つのエレメントの特徴

- 空　広がり、微細、クリア
- 風　動き、軽い、やわらかい
- 火　温かい、軽い、シャープ
- 水　結びつける、ぬるぬる、やわらかい
- 地　重い、粗い、硬い

三つの性質（ドーシャ）

Vata
（ヴァータ）

乾く、軽い、冷たい、粗い、活動、異化作用

風 ＋ 空

Pitta
（ピッタ）

温かい、鋭い、軽い、わずかににおう、消化作用

火 ＋ 水

Kapha
（カパ）

油っぽい、冷たい、重い、しっとり、同化作用

水 ＋ 地

五つのエレメントをからだにあてはめたのが、三つの性質です。人それぞれユニークなバランスを持ち、生まれつきの体質（Prakriti）を主に両親から授かっています。

朝6~10時くらいは水と地が合わさったカパのエネルギーが流れる、一日を気持ちよく始める大切な時間です。この時間には朝食は軽めにしておき、ヨガなどの運動をすること、家事や仕事などを含めからだを動かすことがすすめられます。

10~14時は、火がメインのピッタが盛んな、消化能力が一番高まる時間帯です。アーユルヴェーダでは、ここで栄養価の高いお昼ごはんをしっかり食べるという考え方で、朝1、昼3、夜2くらいの割合です。胃腸の調子がよければデザートも楽しんで「ああ、美味しかった」と満足感を一つ持ちましょう。気を上げて活動する時間帯でもあるので、仕事などを軽やかに進めます。午後の時間帯14~18時までは、風と空が合わさったヴァータです。心が忙《せわ》しないと、風のように足早に過ぎてしまう時間帯なのですが、夜に向けて少しずつギアを落としていくといいです。夕食が遅い人は、負担にならないくらいの間食で一服しても。この時間に深呼吸や瞑想などで心をスローダウンできると夜の時間を心穏やかに過ごせます。18~22時は、再びカパの時間帯で、溜め込む作用が高まるため、夕飯の食べすぎや飲みすぎに注意です。22~2時はピッタで、心のエネルギーの消化、からだの回復に最適な時間帯になります。2~6時はヴァータで、伝統的にはこの時間帯、日の出を目安に起床することが、朝の清浄な気を取り込むことや内なる知性につながるのに最適です。

一日の中にある三つの性質（ドーシャ）

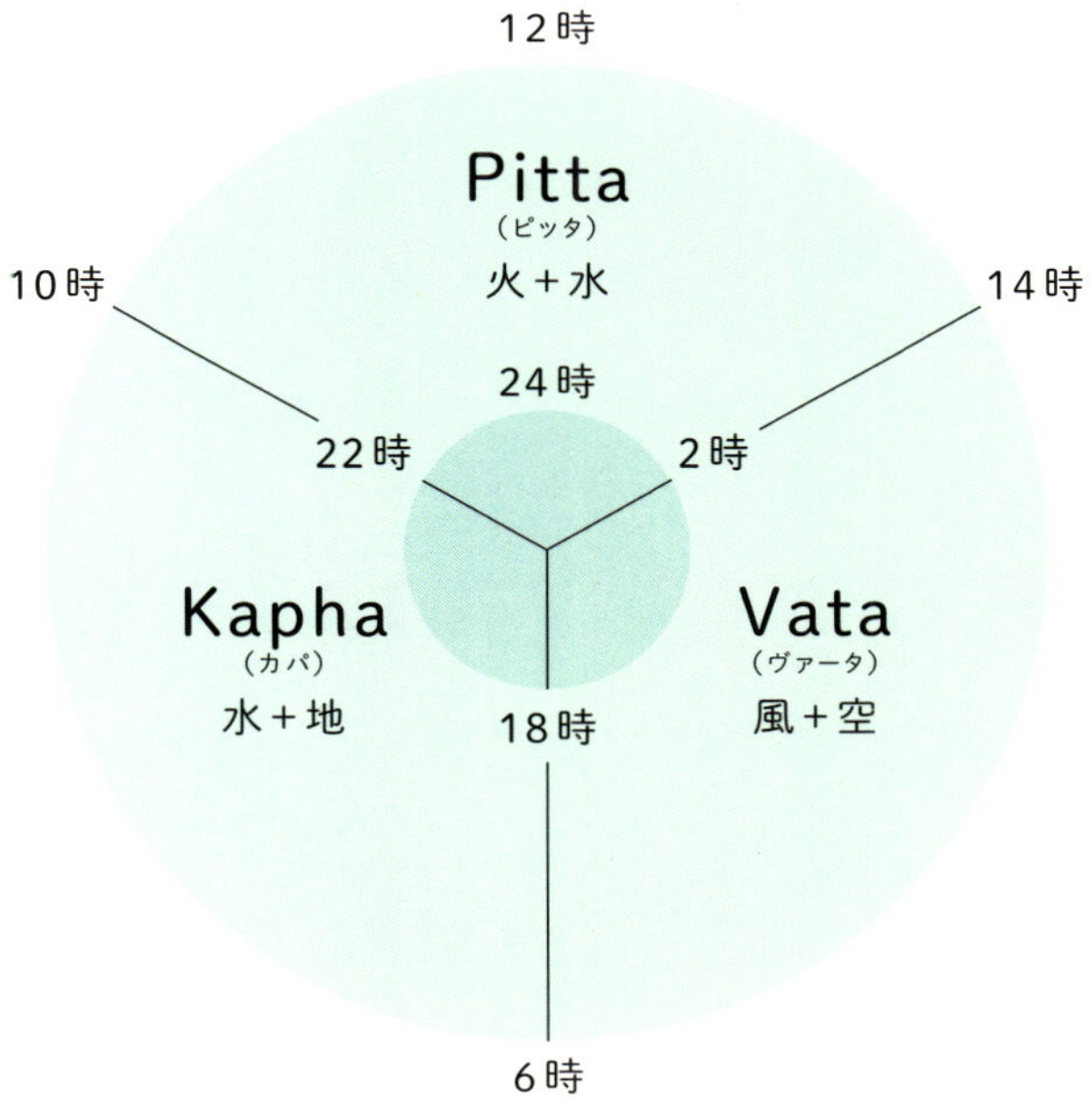

朝のデトックスで快適に

カパというエネルギーは、少し冷えていて重たく、安定しています。ホットミルクに対してヨーグルトのようなイメージです。朝起きたときの重だるさ、ぎこちなさは、からだを動かすことで、温まり軽くなります。動くということは、安定した状態の反対。安定に活動の性質を加え、軽やかに一日を始めます。

動くスイッチを入れるのと同時に、朝の時間はデトックスすることも大切です。アーユルヴェーダでは、朝に舌を見ます。舌は消化管の出入り口であり、唯一自分の目で見えるところです。舌に浮き上がる舌苔《ぜったい》の量や質で、前の日の食事が、からだにどんな痕跡を残しているかを知ることができます。たとえば、ピザやケーキのような消化に負担のかかるものを食べすぎた翌朝は、ネバネバした舌苔が普段より多く出ることがあります。そんなときは、自分の消化能力に対して少し食べすぎたなというように、その日の体調を見る目安になります。舌苔の量が多いときは、午前中はしょうがのお茶を飲んだりしてデトックスを促します。

気持ちのいいお通じがあるかというのも、総合的な健康状態を知るのに役立ちます。その他、前日の食事で消化に負担がかかるもの、冷たいもの、小麦やチーズなどの乳製品、白砂糖、生魚などを多くとった翌朝は鼻が詰まりやすくなりがちです。

血液をはじめ、栄養や酸素などがからだの中を移動するための通路、脈管（スロータス）が体内にあります。口から肛門までの消化をつかさどるスロータスを流れる下向きのエネルギーが詰まると、下水管がヘドロで詰まるように、便秘や頭痛などさまざまな不調をもたらします。本来デザインされたようにいいリズムで流れることが大切で、滞ると本来の役割を果たすことができなくなってしまうのです。

朝の時間帯にヨガや呼吸を意識する、食べすぎない、ざっとシャワーを浴びる、鼻を通すということは、からだのスロータスを開くための工夫でもあります。

朝ヨガをすると、体温や代謝が上がり交感神経を優位にするだけでなく、前日からのつながりで、からだの中に溜まっているものを浄化して、クリアにすることで、一日をきげんよく過ごすことにつながります。

また、自分と外側の環境は、知覚器官を通じて関係し合っています。嗅覚、味覚、視覚、聴覚、触覚をつかさどるそれぞれの器官の乾燥を防ぐことも大切で、たとえば白ごま油をつけた綿棒でやさしく耳の掃除をしたり、寒い季節に帽子やイアーマフで耳を覆うと安心感があるもの。肌はオイルをプレスして潤いをキープします。

タングスクレーパー

歯を磨いたあと、大きめのスプーンを横向きにして、舌の奥から手前に向かって真ん中、右、左とやさしくこすります。
＊専用のタングスクレーパーもあります。

鼻うがい

1
ネティポットにぬるま湯と塩少量（わずかに塩味がする濃度）を入れます。

2
ネティポットを片手で持ち、片方の鼻に当てて、顔を横に傾けて口呼吸しながらぬるま湯を通します。その後鼻をかみましょう。

3
反対側の鼻も同様に行います。

4
つまりが残っていたら、そちら側をもう一度行います。最後に呼吸法のカパルバティ（→36ページ）を行い、残りの水を出します。

＊ネティポット：鼻うがい専用の容器。インド雑貨を取り扱うお店などで購入できます。
＊乾燥しやすい人、目や唇が乾きやすい人は、鼻の内側に綿棒や小指の先で白ごま油を塗り、鼻の入り口付近はティッシュオフします。
＊鼻うがいをする時間がなかったら、鼻をかんでオイルを塗るだけでもいいですし、鼻をかむだけでもOK。
＊気軽にできる「鼻スチーム」もあります。→100ページ

いい夜があってこその朝がある

寝る時間が遅ければ、疲れが残ります。疲れが残れば、調子は悪くなります。疲れも、からだからのメッセージですから、さわやかな朝は迎えにくいと思います。そして日中は、スイーツやカフェインに頼りすぎて過ごしてしまう、というデフレスパイラルが起きてしまいます。できない理由もたくさんあるのですけれど、完璧にやろうとしすぎず、自分なりにできそうなところから始めることです。

昔から、自然界の事象やすべてのものごとには、二つの性質があると考えられていました。昼と夜、天と地、明るいと暗い、太陽と月、活動と休息など。

前者の活発なイメージを「陽」、静かなほうを「陰」と呼びます。陰と陽は、対になってバランスをとっています。また、陰は陽を支えています。昭和のサラリーマンであったお父さんたち（陽）が社会で活動するには、家のことを全部担っているお母さんたち（陰）の踏ん張りがあってこそでした。つまり、陰である夜にきちんと休まないと、朝に何をしても表面だけお手当しているようなものです。一時的にはしょうがない場合もあるかもしれませんが、根本的な解決にはなりません。

日中、少しでも疲れを感じたら、からだからのメッセージだと思って早め早めに対応してあげると負荷が溜まりません。深呼吸をする、目を休ませる、肩回りをほぐすなど。

「はぁ、幸せ」としみじみ感じる時間、心がすっと落ち着く時間を、昼間の活動している時間の中にちょこちょこ差し込めると、とてもいいのです。もちろん、昼間は交感神経を優位にする時間帯ではありますが、そもそも休めていないと交感神経のはたらきもよくなりません。人間のからだは、生き残ることが至上の命題なので、睡眠が足りていなければ、日中のパフォーマンスも落ちてしまうのです。夜は基本休んで、かけがえのない自分を大切にしてください。

前著『疲れないからだをつくる夜のヨガ』でもお話しさせてもらいましたが、ヨガはからだと心、呼吸を一つに結び合わせるものです。肉体的な調子のよさは、心の調子のよさにもつながっています。part 2からは、一日のスタートを気持ちよくきるために、エネルギーをチューニングする朝の呼吸と活動モードへ切り替えるGood Morningヨガ、エネルギーを満たすGood Morning瞑想、忙しくてもきげんよく一日を過ごすための心を滋養するコツをご紹介します。

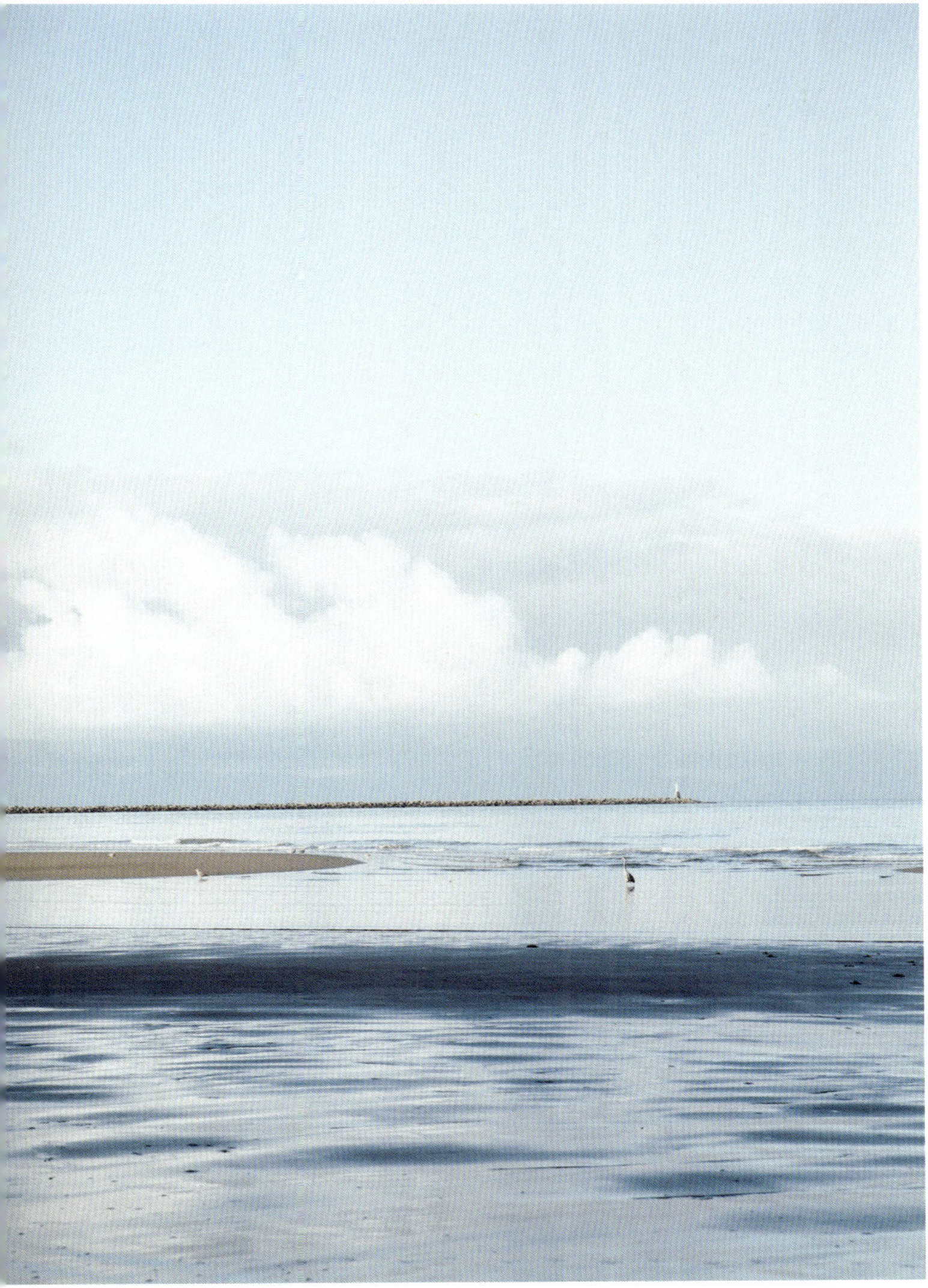

column 1

ライフスタイルに合わせて始められるカナダのヨガライフ

現在私が住んでいるバンクーバーは、ヨガが盛んな街。とくに大きなヨガチェーンであるSempervivaとYYogaは、どちらも早朝から夜までさまざまなクラスを開催しています。ヨガは肉体・精神的な健康によいという認識が高いせいか、日本に比べて幅広い層の老若男女が参加しています。

Sempervivaはヒップなキツラノ地区に3つ、観光名所であるグランビルアイランドにも一つスタジオがあり、日本からティーチャートレーニングを受けに来る人も多いスタジオです。海外でも指導する知名度の高い先生を多く抱え、Kits Beachスタジオは併設されているショップも充実していて素敵です。YYogaはカナダ各地にある、よりフィットネスよりのスタジオです。ホットヨガやピラティスも人気ですし、やさしいハタヨガなどの地味目なクラスにも実力のある先生がそろっています。ダウンタウンに滞在するなら、YYogaのほうが通いやすいかもしれません。この二つのスタジオでは、旅行者でも購入できるはじめての方向けのお得なパスを売っています（2018年1月現在、30日間通い放題で$40〜$44）。

私はThe PathというSwan先生が主宰する小さなスタジオに通っています。Vijnana Yogaという日本ではあまり知られていない流派のヨガなどを指導されており、クラス内容だけでなく人柄も誠実で素敵な先生です。

The Pathの近所には1970年創業の精神世界の専門書店BANYENや、地産地消の美味しいパン屋さんBeyond Breadもあります。

すべてのスタジオがレンタルマットを無料または数ドルで用意していますし、アジア系の移民も多い土地柄なので英語が苦手でも問題なく参加できますよ。バンクーバーに来た際は、ぜひ足を運んでみてくださいね。

Semperviva Yoga Studio … www.semperviva.com
YYoga … www.yyoga.ca
The Path Yoga Center … www.thepathyoga.com
BANYEN books & sounds … www.banyen.com
Beyond Bread …… www.beyondbread.ca

part 2

一日を整える

朝の呼吸

呼吸でエネルギーをチューニングする

朝の呼吸で大切なことは、自分自身が内側に広げたい性質、たとえば穏やかさ、さわやかさ、やさしさを呼吸に含ませることです。からだの内側にさわやかな感覚が満ちていくつもりになって、息を吸ったり吐いたりしていきます。

自分の内側に水脈が流れているというメタファーも活用できます。深い呼吸をすることは、自分の中にするすると井戸を掘って、常に内側に流れている豊かな水脈にアクセスするということ。それは、穏やかさとか安心・安全な感覚、リラックス、くつろぎ、みずみずしさというエネルギーにつながるということです。自分がチューニングしたいエネルギーに変えることができるのです。

一つの呼吸でも心身のバランスを取り戻すことができます。切羽詰まったときでも、たった一つの意識的な呼吸を内なる自分につなげることで落ち着きを取り戻すことができると、敬愛するエックハルト・トール先生は教えてくださいました。

朝の時間が忙しくてバタバタしがちという人は、量より質。呼吸を一つ、二つ深く味わうことを、布団の中、駅までの道を歩く途中や、駅のホームなどでやってみてください。

仕事でPCを立ち上げているとき、お昼ごはんの前後に、ちょっと目を閉じて深呼吸をとる、時間がないときはトイレに行くタイミングで「フーッ」と一呼吸とることも。一日の間にできるときはいつでも、肩の力を抜いて呼吸をはさむことをおすすめします。朝から夜まで一日中、息を詰めて駆け抜けてしまいがちですが、細かな時間を使って、圧力鍋のふたを回して蒸気を逃すようにゆるめてみましょう。

もう一つ、呼吸のおともに香りを使うこともやってみてください。自分が好きな香りの精油（または希釈したもの）を手のひらに1滴たらして両手でこすり、顔に近づけて、深呼吸を3回します。脳の辺縁系に作用して気持ちをすっきりさせてくれます。精油は、たとえばラベンダーやローズマリーなど。私はサンダルウッドやローズの芳香蒸留水（フローラルウォーター）を持ち歩いて、ときどきシュッシュッとしています。

この本では、朝に整えたい基本の呼吸の他、集中力を高める「波の呼吸」、心身のデトックスをする、からだを温める「カパルバティ呼吸」、きげんよく一日を始める「微笑みの呼吸」をご紹介していきます。ほんの数分、気持ちを落ち着けるところで行ってください。

朝に整えたい
基本の呼吸

　空気がきれいなところ、季節の風を感じられる場所で練習します。公園やベランダで、通勤途中の陽だまりや駅のプラットホーム、観葉植物の近くやカフェの外席など、近くにある“気”のよさそうな場所を探してみましょう。

　朝の空気には清浄な気が満ちています。ほんの数呼吸でも専心して行うと、心を「今、ここ」に呼び戻してくれ、いい一日を始めることができますよ。

1
背すじが伸びた、同時によけいな力が入っていない楽な姿勢をとります。目を閉じてもよいです。

2
呼吸の流れに注意を向けましょう。素直で自然な呼吸の流れと、それがもたらす感覚を味わいます。

3
深い井戸の底にバケツをゆるゆると下ろすように、存在の奥深くに流れている清らかな水脈につながるように。静かな呼吸とともに「今ここ」を感じます。

4
息を吸うときに「今」、吐くときに「ここ」と心の中でつぶやいても。

5
練習している間に、力が入っているなぁと感じたら、口から「ハーッ」と、ため息をつくようにすっかり息を吐き、ゆるめます。

6
しばらくしたら、「今ここ」にある自分の隅々に広げるようにして、全身にきれいな空気を満たすようなイメージで呼吸をします。

7
朝日に向かってこの呼吸を行うと、金色の光線がからだ全体に広がるような美しい感覚があって、気持ちよく一日を始められます。

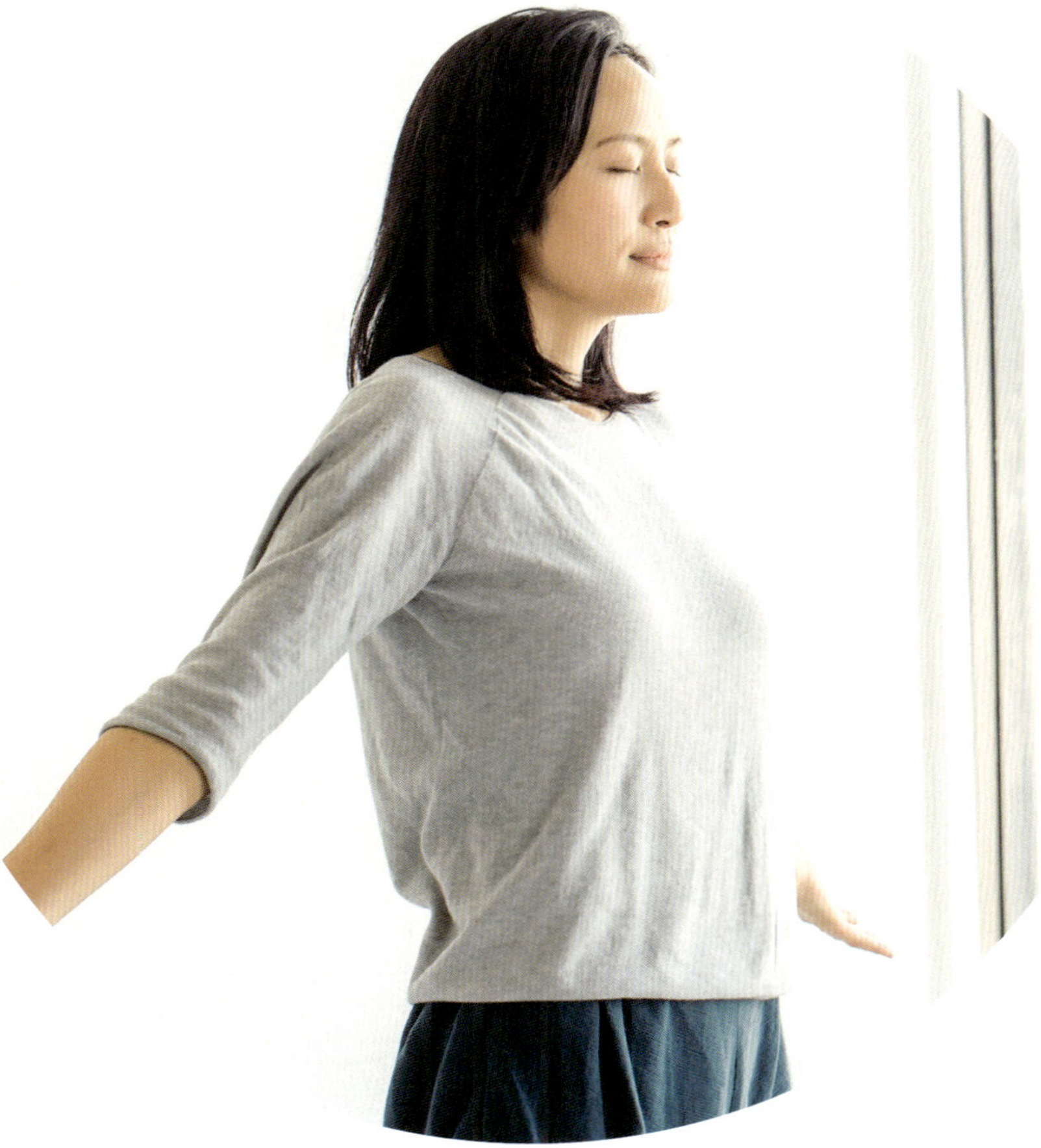

呼吸法 1

波の呼吸（ウジャイ呼吸）

のどのあたりを少し締めて、波音のような静かな
摩擦音を響かせて行うヨガ呼吸法の一つです。
くつろぎの感覚とともに一日を始めることができます。

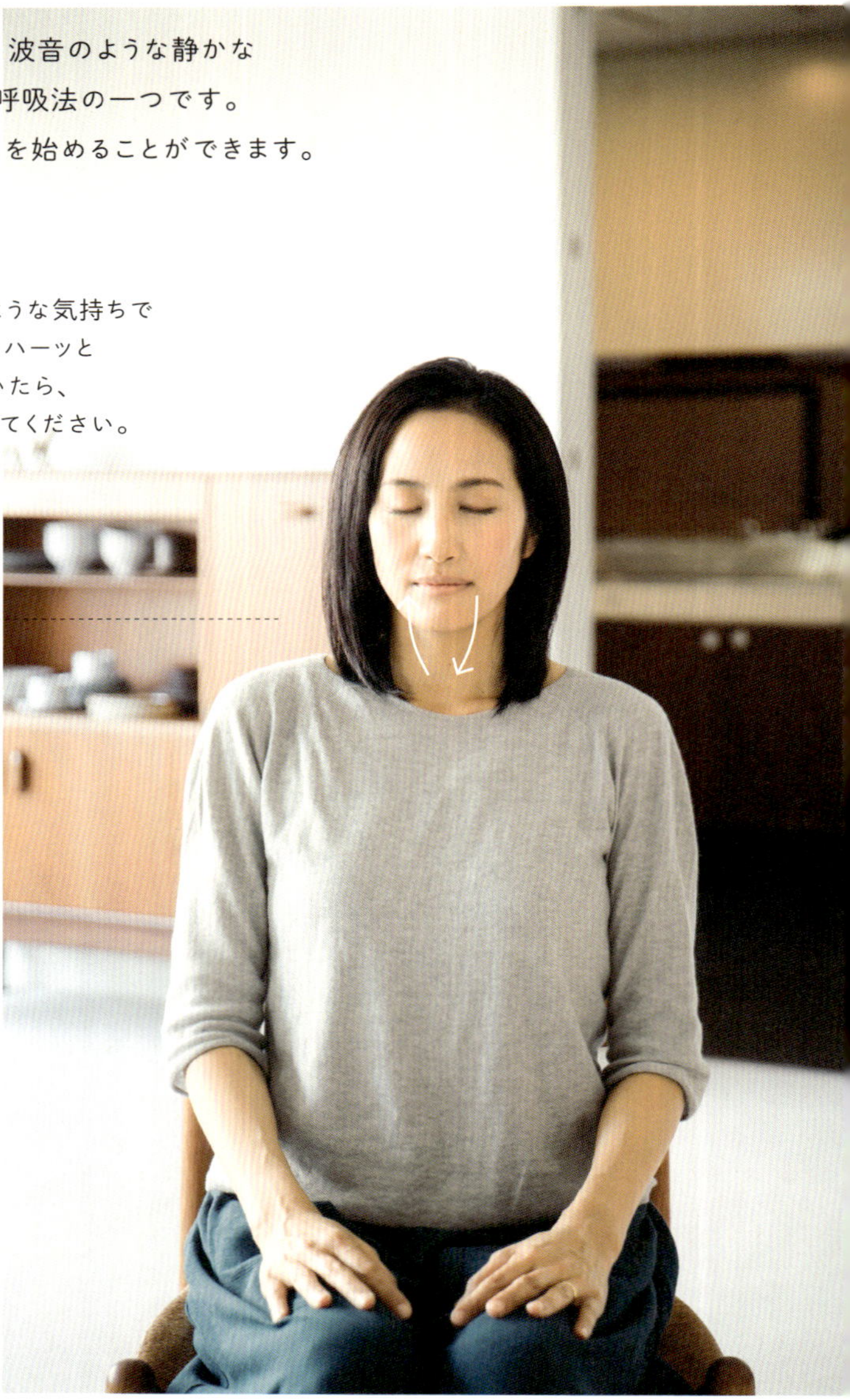

1

窓ガラスの近くに立っているような気持ちで
窓を白く曇らせるように口からハーッと
吐いてください。最後まで吐いたら、
口からハーッと同じように吸ってください。

place

好きな座り姿勢で。椅子に座って。開けた窓の近くで

times

3〜9回。はじめてのときは1から。慣れてきたら2から練習する

集中力を高めて仕事をがんばりたいときに。ていねいに一日を始めたい朝に。太古の昔からくりかえし流れている穏やかな海の波のリズムとからだのリズムを同期させましょう。波の音に似せた呼吸音に耳を澄ませながら練習します。

2

何度か練習したら今度は口を閉じ、
同じことを、鼻呼吸で行います。
のどを軽く締めたまま
微細な摩擦音とともに行います。

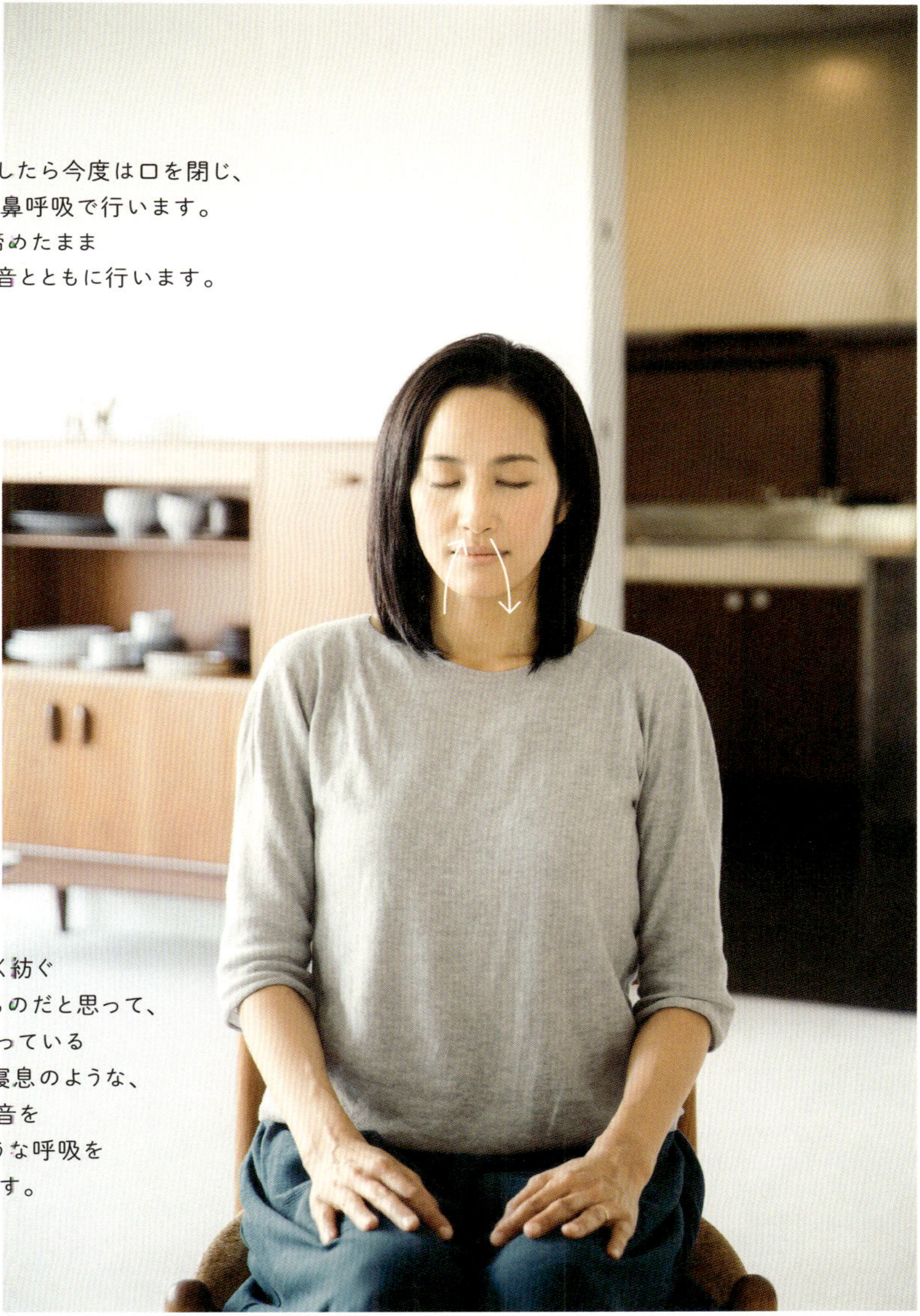

3

呼吸を細長く紡ぐ
糸のようなものだと思って、
すやすや眠っている
赤ちゃんの寝息のような、
穏やかな波音を
響かせるような呼吸を
くりかえします。

呼吸法2
カパルバティ呼吸

「頭《ず》蓋骨《がいこつ》を輝かせる」という意味を持った
エネルギッシュな浄化
法です。体内に熱を生み、
腹部をリズミカルに刺激します。

1

背すじを伸ばし
両手を腹部に当てた姿勢で座ります。
目を閉じて、深呼吸を何度かとりましょう。

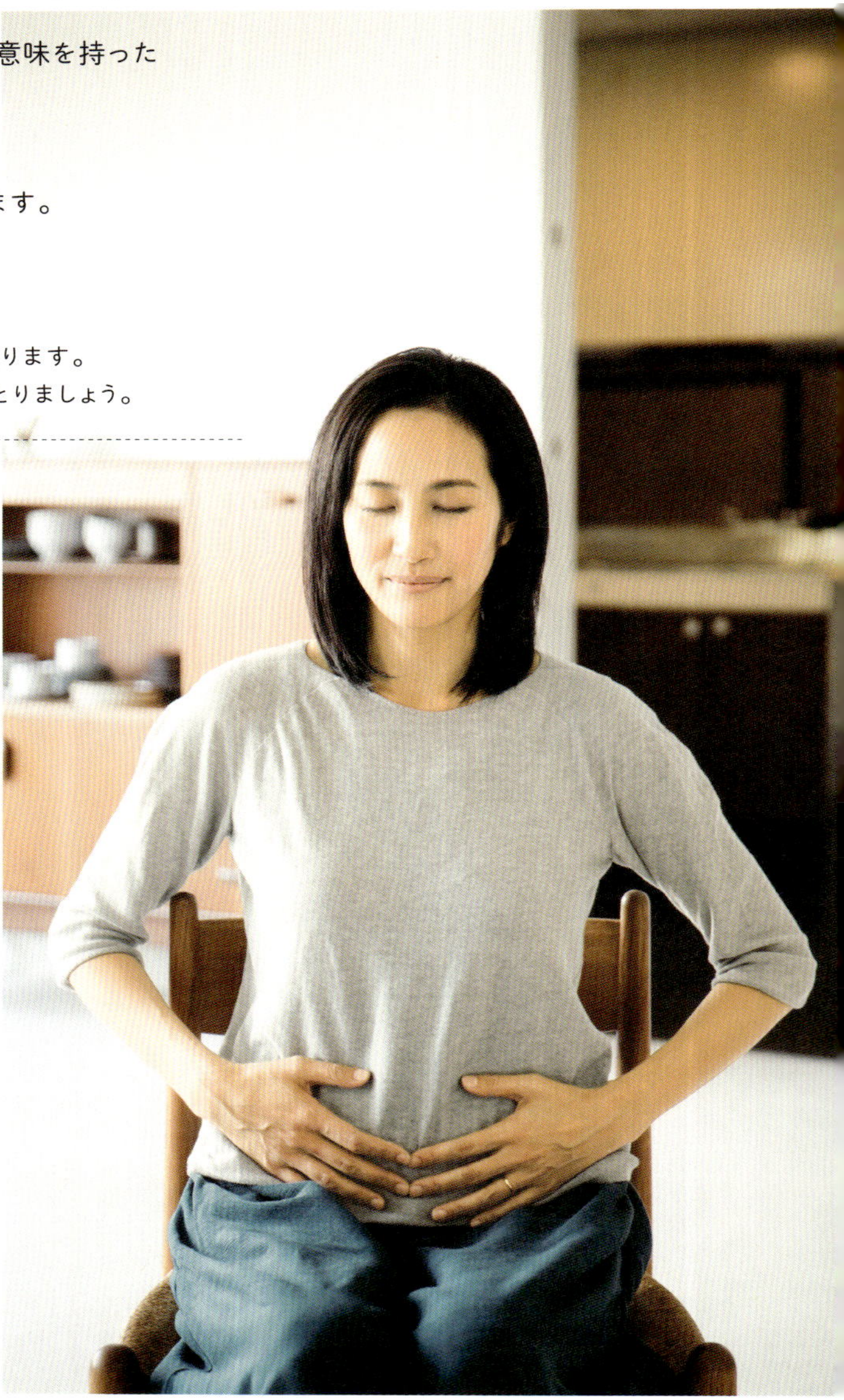

place

自宅やオフィスで。好きな座り姿勢で。椅子に座る場合は、足裏が床につく安定した椅子を使います

times

10回を1セット。慣れてきたら合間に休憩1分程度挟んで3セットまで

スッキリ目を覚ましたい朝に。寒い季節にからだを温めるときに。カフェインやエナジードリンクの代わりに眠気を払いたいときに練習できます。心身のデトックスにもよいとされていて、ダイエットしている方にもおすすめです。

＊月経中、妊娠中、産後3か月以内の女性は避けましょう。また高血圧、心疾患を持っている方、医師から運動を制限されている方も避けてください。腹部を強く刺激するので、食後はやめましょう。

2

4分の3程度まで息を吸ったら、
腹部を引っ込めて鼻から強く一気に
「フッ！」と吐きましょう。吐ききったら、
受動的に息を吸います（ゆるめた腹部に
自然に息が流れ込んでくるがままにまかせます）。

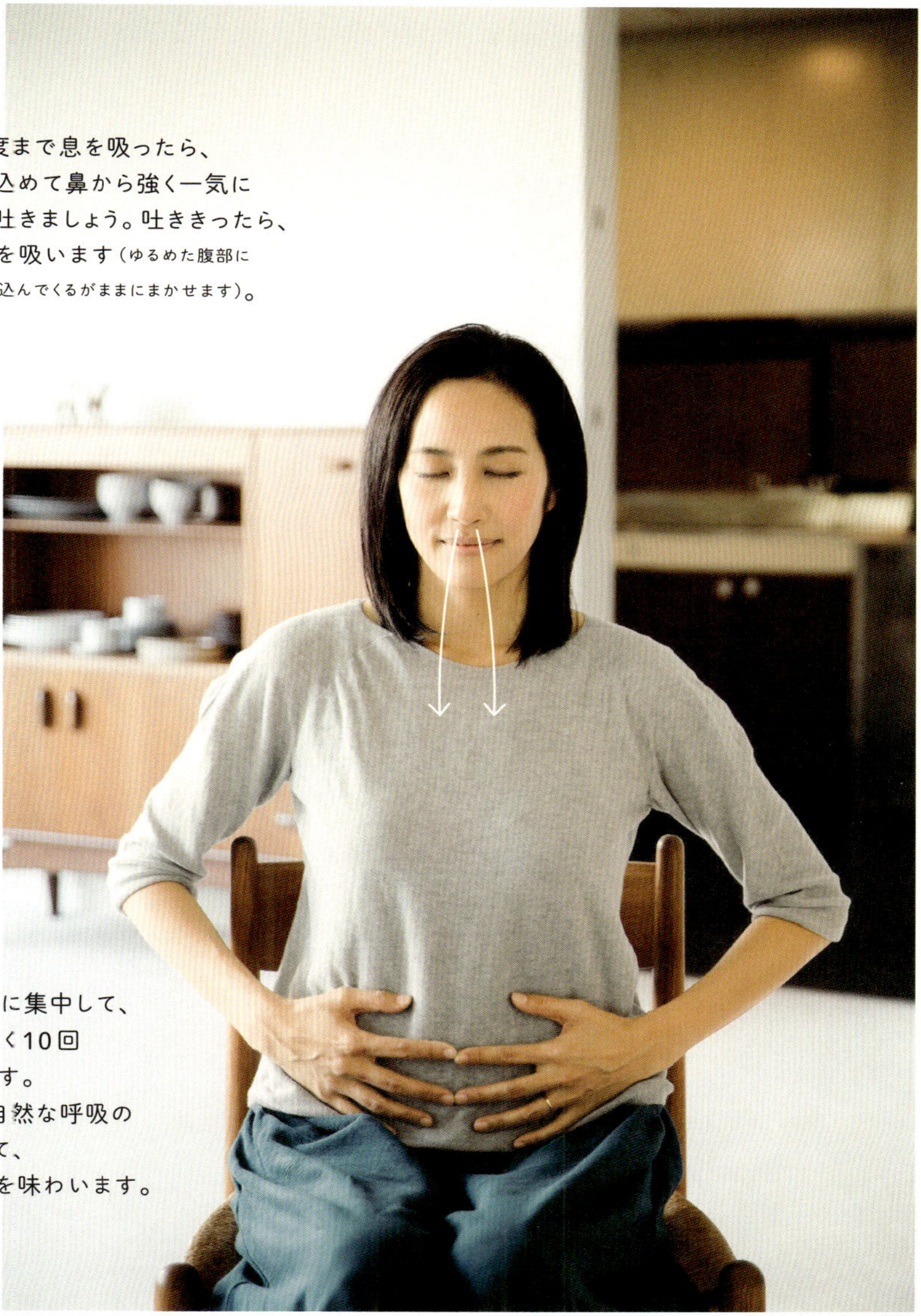

3

吐ききることに集中して、
2をテンポよく10回
くりかえします。
終わったら自然な呼吸の
流れに戻って、
練習の余韻を味わいます。

呼吸法3

微笑みの呼吸

ティック・ナット・ハン先生が提唱する
マインドフルネスな呼吸法からヒントを
得たものです。自他への思いやりの心と
ともに一日を始めることができます。

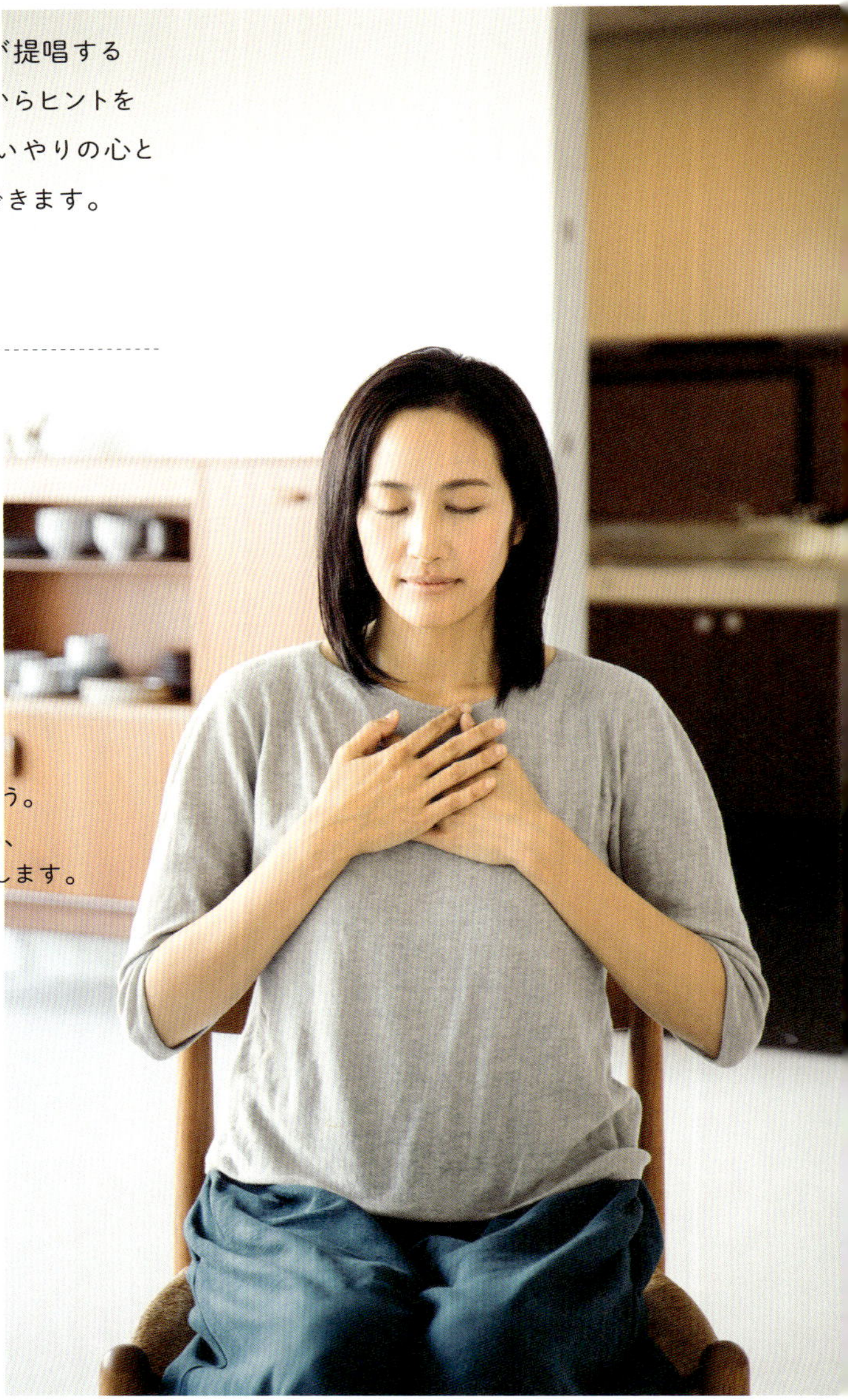

1

安定した楽な姿勢をとりましょう。
無理のない呼吸を何度か重ね、
気持ちが落ち着く様子を観察します。

place

布団の中で。座り姿勢で。
好きなところで

times

3〜9回。何度でも（朝起きぬけに練習するととくによい）

きげんよく一日を始めるのに役立ちます。

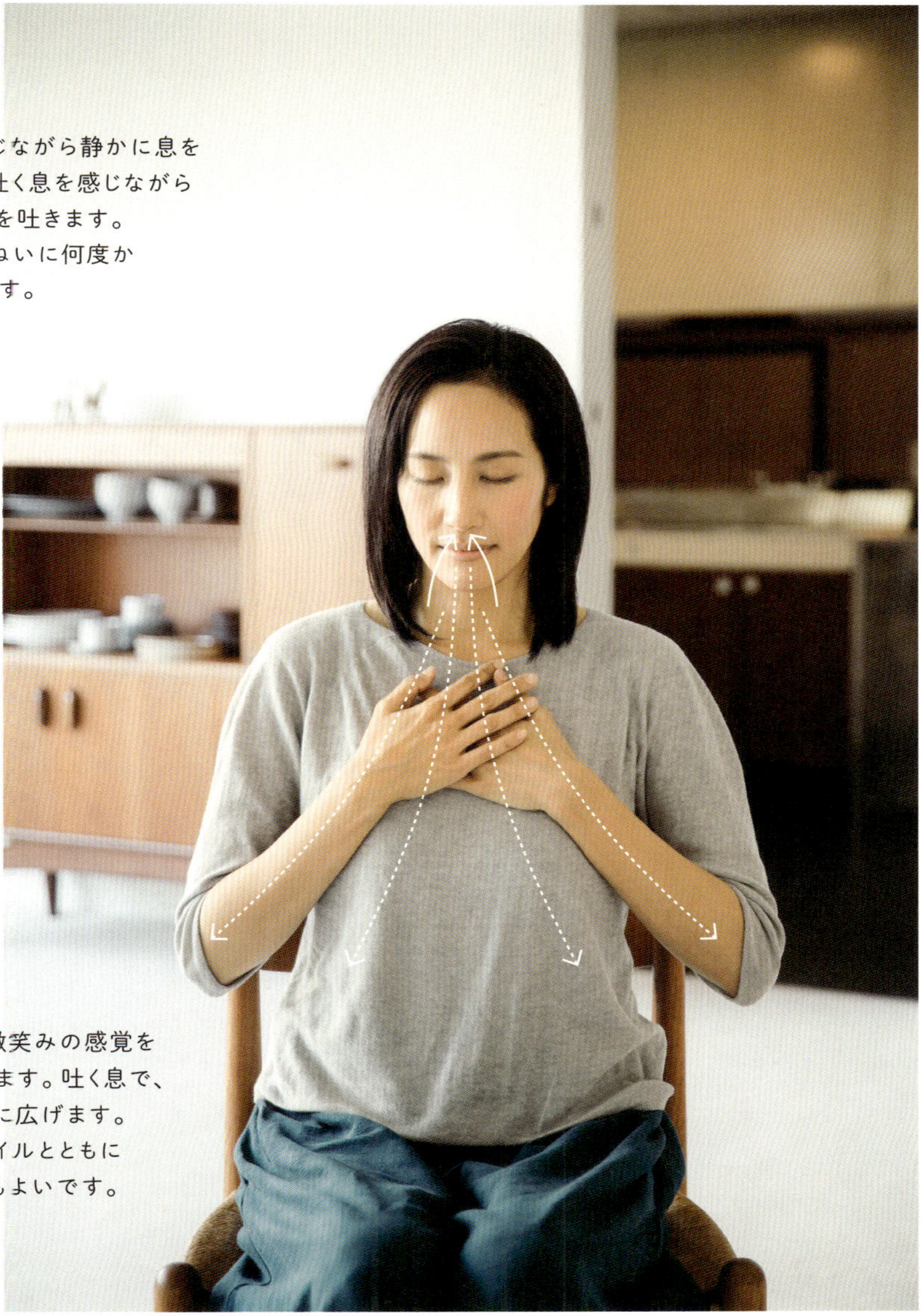

2

吸う息を感じながら静かに息を
吸います。吐く息を感じながら
穏やかに息を吐きます。
これをていねいに何度か
くりかえします。

3

吸う息で、微笑みの感覚を
内側に広げます。吐く息で、
それを世界に広げます。
実際にスマイルとともに
呼吸をしてもよいです。

column 2

森の妖精に出会って
ビタミンTを補給

夏は天国のように美しく、秋から春にかけては冷たい雨降りの日が続くバンクーバーでは、1年を通してヨガやアウトドアスポーツ全般が人気です。雨の恵みに支えられた豊かな森林がよく保存されていて、ふらっと散歩に行くことができるのも恵まれているところです。

わが家の近所にも、原生林を抜ける散歩コースがあります。トレッキングやハイキングというほど大げさでなく、ただ樹木の中を歩くだけなのですが、自然と呼吸も深まり、無心になることができる時間です。そんな森林浴の研究は世界で日本が一番盛んであるということを、ある朝の新聞で目にしました*。

森林浴の効用としては、樹木が発散するフィトンチッドという化学物質が、免疫機能をつかさどるナチュラルキラー細胞のはたらきを高め、血圧を低下させるのだとか。

また、心拍数を下げ、ストレスホルモン値を低下させることが、森に出かけると心が休まることの科学的な裏づけとして数々の研究から示唆されています。これらの物質的・精神的な栄養素を「ビタミンT（Treeの“T”）」と呼ぶのも気に入りました。

『森の生活』を記したソローのような隠遁《いんとん》者にならずとも、週末に数時間樹木の中で過ごすだけで、森林浴の効果は男女とも7日間も続くとのこと。

息子の通う保育園でも、ほぼ毎日お散歩に出かけます。頭から足首まですっぽり覆うオールインワンの雨合羽は色とりどりで、小さな子どもたちがトコトコ散歩している姿は森の妖精のようなかわいらしい光景です。この冬、子どもが風邪を引いていないのも、ビタミンTのおかげかな？　と喜んでいます。

＊The Globe and Mail, Jan. 27th, 2018　“Vitamin T”
＊日本衛生学会誌「森林医学の応用研究の可能性」
　日本医科大学衛生学公衆衛生学 李 卿、川田智之

part 3

一日を立ち上げる
Good Morningヨガ

背骨を目覚めさせからだを立ち上げるGood Morningヨガ

朝起きたときは、やる気が出なかったり、モヤモヤがあったり、関節に硬さやこわばりがあるような感覚があると思います。また単純に布団の中は気持ちがいいので、そこから起きるのにエネルギーが必要だったりもします。

Good Morningヨガでは、ゆるやかにからだを活動モードへ切り替えるポーズ、寝ているときにこわばりや重だるさを溜めがちな背骨を目覚めさせるポーズ、下半身や体幹を強化するポーズを中心に構成しています。また、朝は陰から陽へのトランジションなので、内側に向かって自分を滋養することを、無理にではなくやさしく始め、徐々に外側に向かって開いていきます。

背骨まわりは中枢神経が集まっている場所なので、前屈や後屈、左右に動かしたりすることで、からだの中の湿気を払います。下半身強化は、筋肉をつけて元気に一日の活動を行える土台づくりでもあります。何もしないと年を重ねるにつれて筋肉量が減っていくので、疲れ、冷え、ひざなどの関節の痛みが出やすくなります。

体幹強化は、姿勢のよさやエイジング対策へとつながります。

ポーズの順番は、からだを大きく伸ばし、呼吸とともに、手足をグーパーさせたり、ひざを抱えたりする布団の中でできるものから、ひざ立ち、立ちポーズへの流れになっています。その日のからだの状態で、やりやすいもの、好きなものを選んでください。何ポーズでもかまいません。

自分のホームベースであるからだの隅々までポーズを通じて意識を広げることで、さわやかな一日を始める土台としましょう。

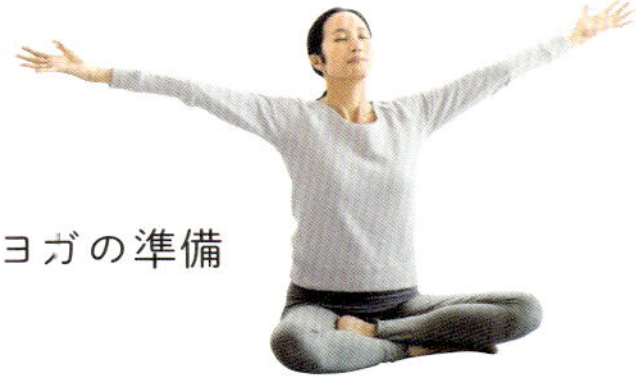

Good Morningヨガの準備

部屋

寝室やリビング、布団の上でもOK。壁を使うポーズも紹介しているので、家具などを置いていない壁面を確保してください。カーテンを開けて自然光でできるといいです。さらに窓を少し開けて新鮮な空気の中でできるとベスト。朝はまず自分自身と関係を結びます。TVやスマホで外の世界とつながる前に、短時間でもからだをのびのびと感じてください。

服装

パジャマなど、からだを締めつけない動きやすいものがいいでしょう。着ていて心地いいものを選んでください。

あるといいもの

・タオル…ポーズをとるとき、からだの硬さで伸ばしにくいときに。スポーツタオルや手ぬぐいなど長さのあるものがいいです。

・大きめのバスタオルやヨガマット…フローリングなど硬い床の上でポーズをとるときに。布団の上や畳の部屋ではマットは敷かなくてOKです。

呼吸

腹式呼吸でポーズをとります。ポーズ中は呼吸を深く、心地いいくらいに続けてください。

ゆるやかに目覚める

ヒトデのストレッチ

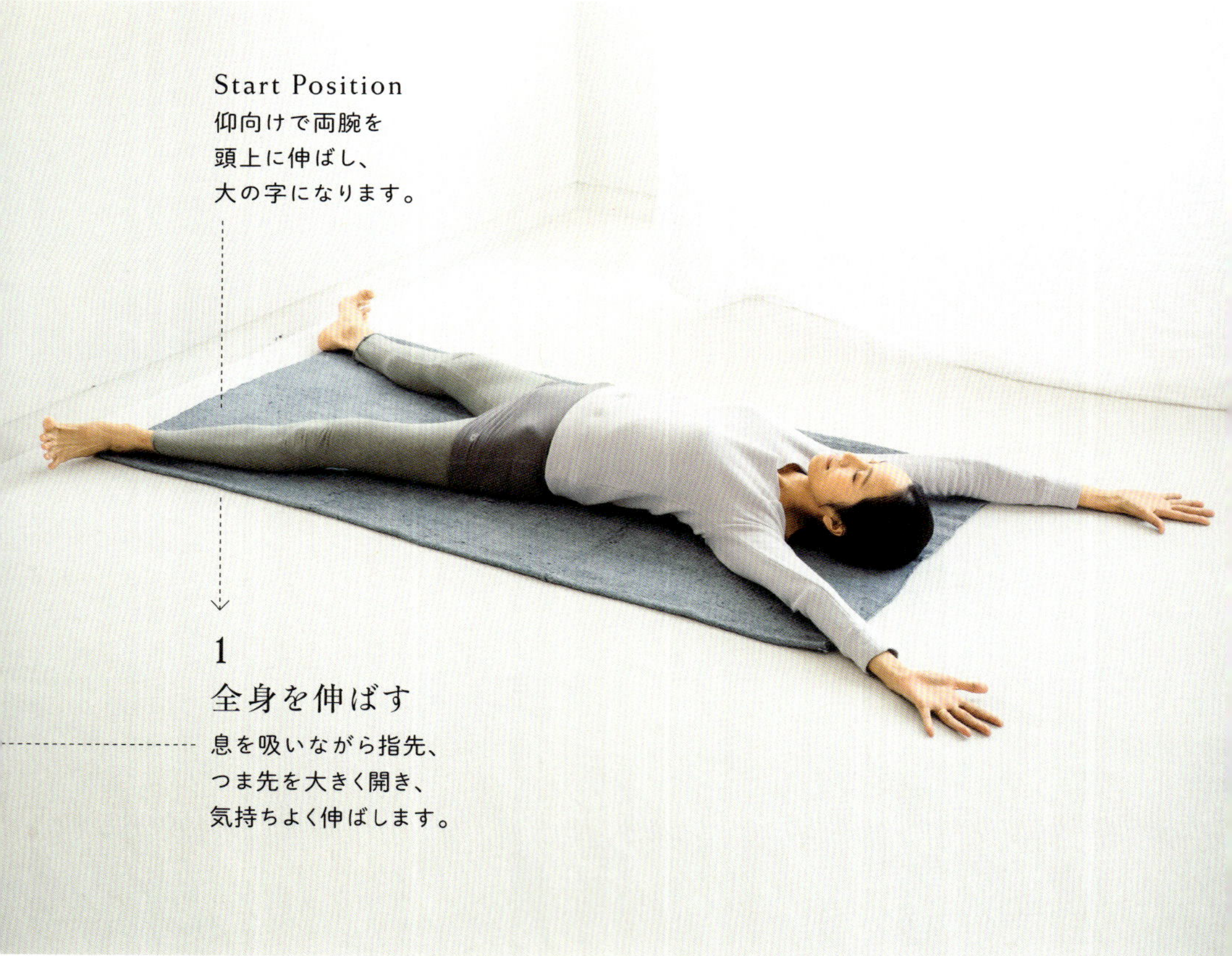

Start Position
仰向けで両腕を
頭上に伸ばし、
大の字になります。

1
全身を伸ばす

息を吸いながら指先、
つま先を大きく開き、
気持ちよく伸ばします。

全身を大きくストレッチするポーズです。寝不足や疲れが溜まっていて起きたくない朝に、布団の中でこれだけ行っても。深い呼吸に合わせてからだを伸び縮みさせることで、穏やかに目覚めを促します。

・血流を改善
・ストレッチ
・目覚め

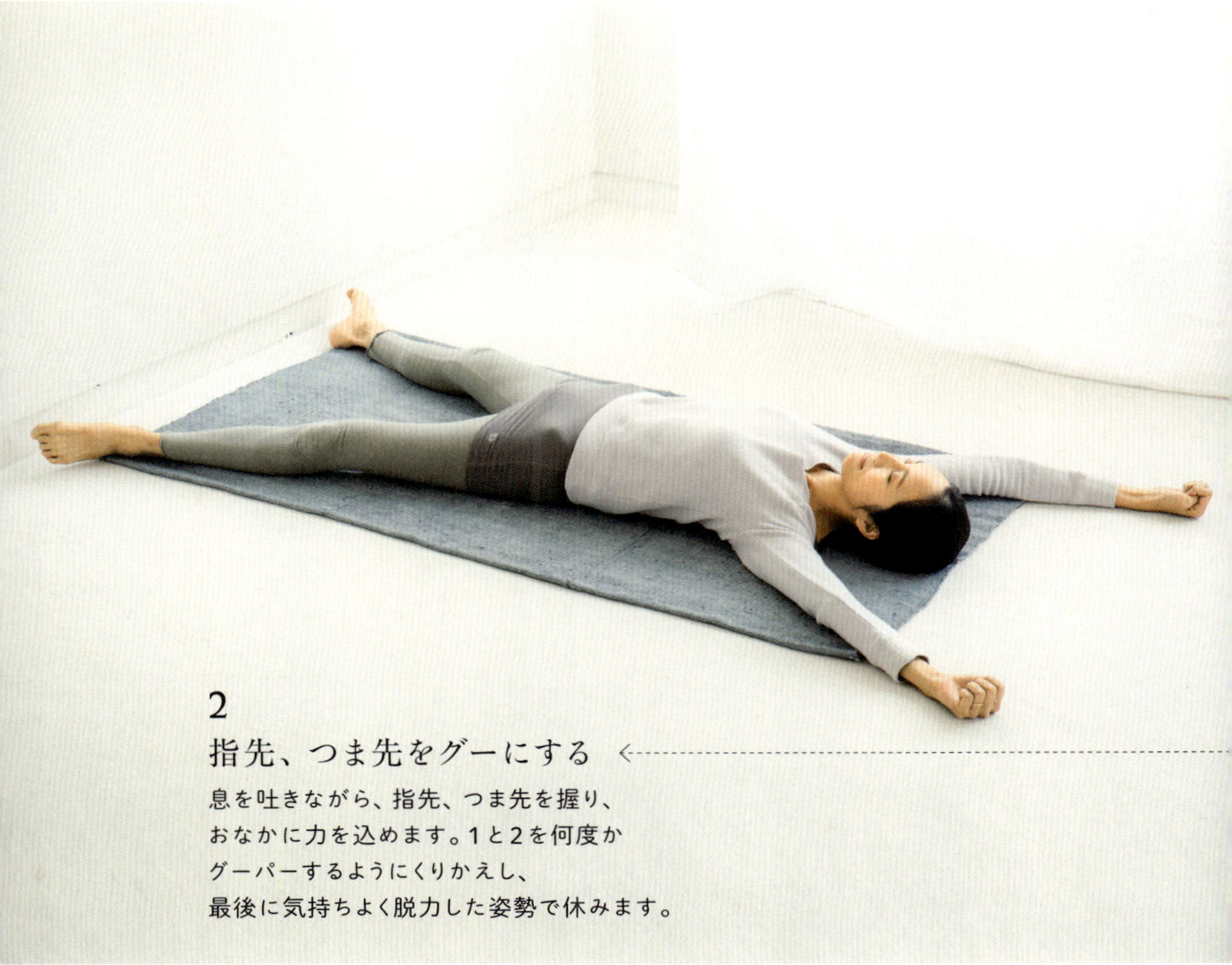

2
指先、つま先をグーにする

息を吐きながら、指先、つま先を握り、
おなかに力を込めます。1と2を何度か
グーパーするようにくりかえし、
最後に気持ちよく脱力した姿勢で休みます。

内側から
ぽかぽか温まる
ガス抜きのポーズ

Start Position
床の上などに
仰向けになります。

1
両ひざを胸に引き寄せる

両ひざを胸に引き寄せます。
この姿勢でゆっくり数呼吸とります。

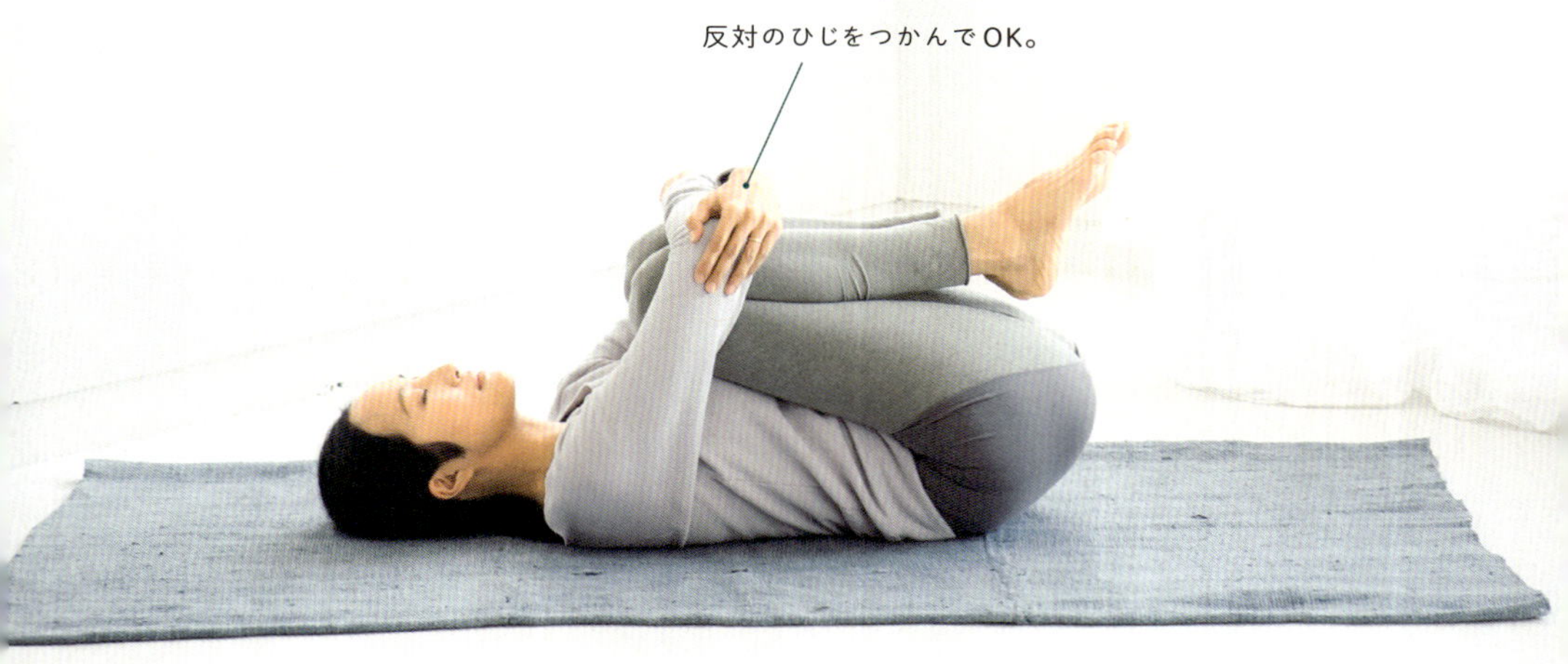

股関節を強く屈曲させ、腹筋を使ってからだを丸めることで熱を生みます。その後にシャバーサナ（仰向けでリラックス）をとることで血流がよくなります。

＊月経中、腰痛の人は1番まで。

・便秘
・冷え
・血流を改善
・腰痛予防
・腹筋強化

2
頭をひざに近づける

両手を前ならえに伸ばし、
主に腹筋を使って頭をひざに近づけます。
からだを小さく縮めて3呼吸(両ひざをギュッと寄せる)。

3
全身をほどく

ポーズが終わったら、
シャバーサナ(仰向けでリラックス)で全身をほどき、
余韻を感じながら休みます。

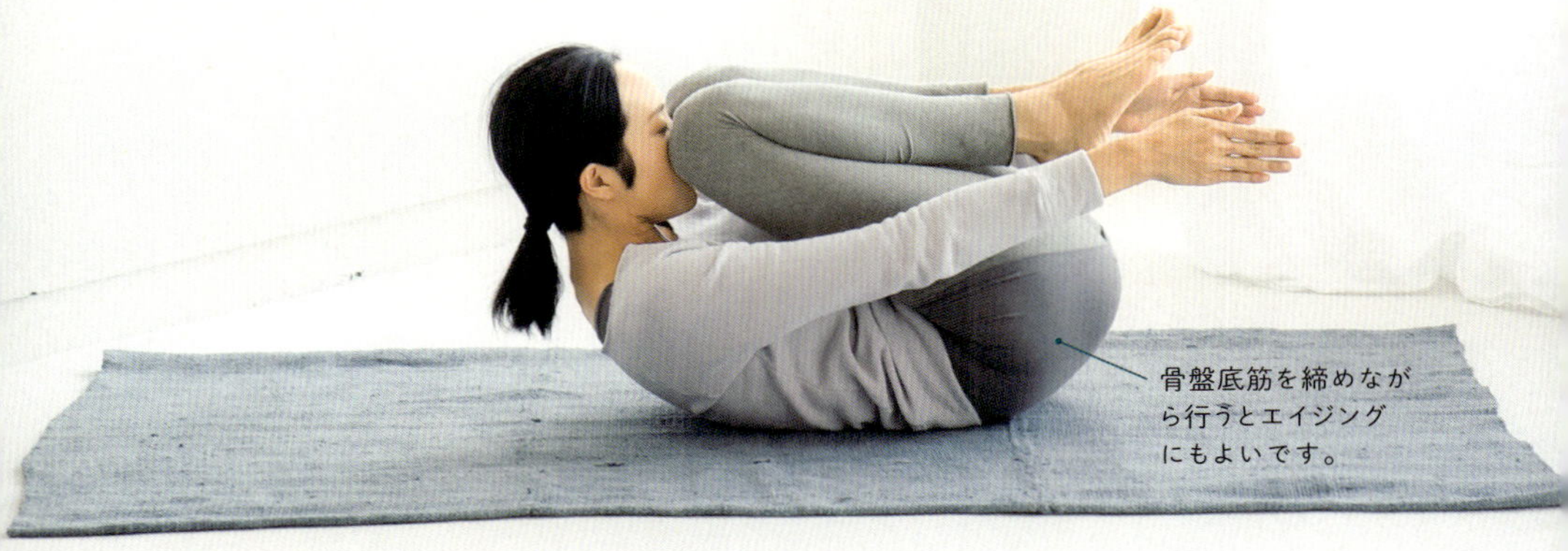

骨盤底筋を締めながら行うとエイジングにもよいです。

下半身の
重だるさを払う

スプタ・パダングスターサナ

Start Position

手ぬぐいまたは
長めのタオルを
用意します。
からだの中心線が
まっすぐになるように、
脚をそろえて
仰向けになります。

1
左脚の裏側をストレッチ

右脚は伸ばしたまま、両手で手ぬぐいを持ち、
左脚の裏側をストレッチします。
数呼吸とります。

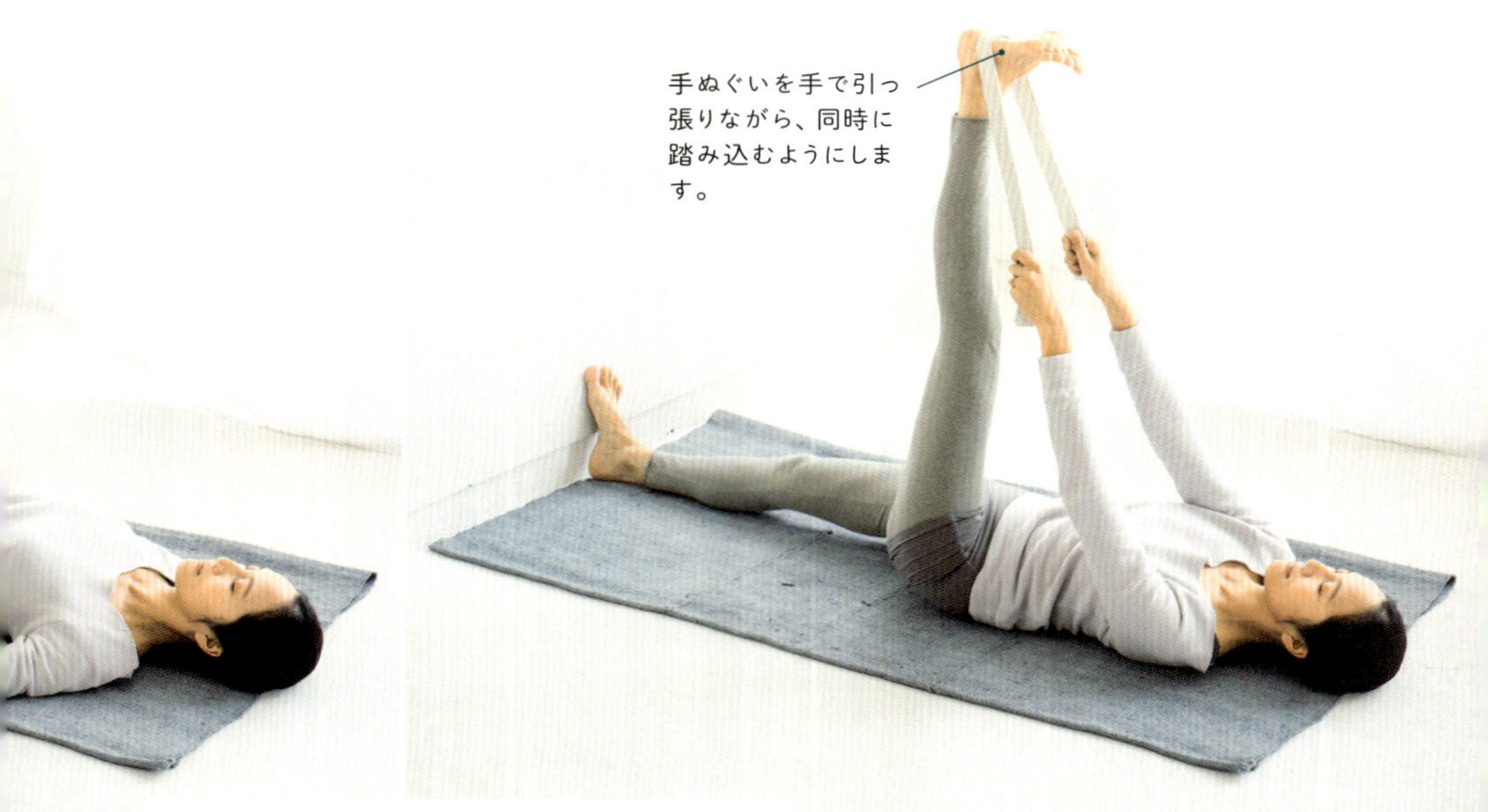
手ぬぐいを手で引っ張りながら、同時に踏み込むようにします。

ハムストリング（太もも裏）、外転筋《がいてんきん》（股関節の外側）、
内転筋（股関節の内側）の効果的なストレッチです。
お尻まわりのこりが楽になるので、座り時間が
長い人にすすめられます。ストレッチの強さは、
手ぬぐいを持つ手の位置で調節します。

・血流を改善
・リリース
・美脚

2
内ももをストレッチ

左手に手ぬぐいを持ち替えて、
左脚をからだの左側にゆっくり
下ろします。内ももに気持ちいい
ストレッチを感じるところに
下ろして数呼吸とります。

3
外ももをストレッチ

右手に手ぬぐいを持ち替えて、
脚を右側にゆっくり下ろします。
お尻から脚の外側のすじに刺激があると
思います。じんわり「伸びてるなー」と
感じるところでキープして数呼吸とります。

4
反対側も行う

反対側も行います。

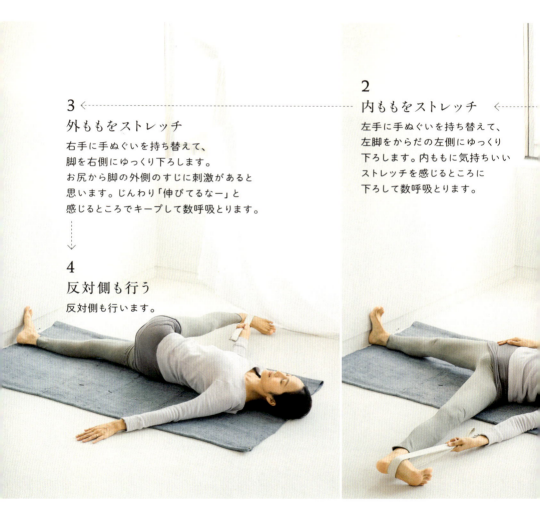

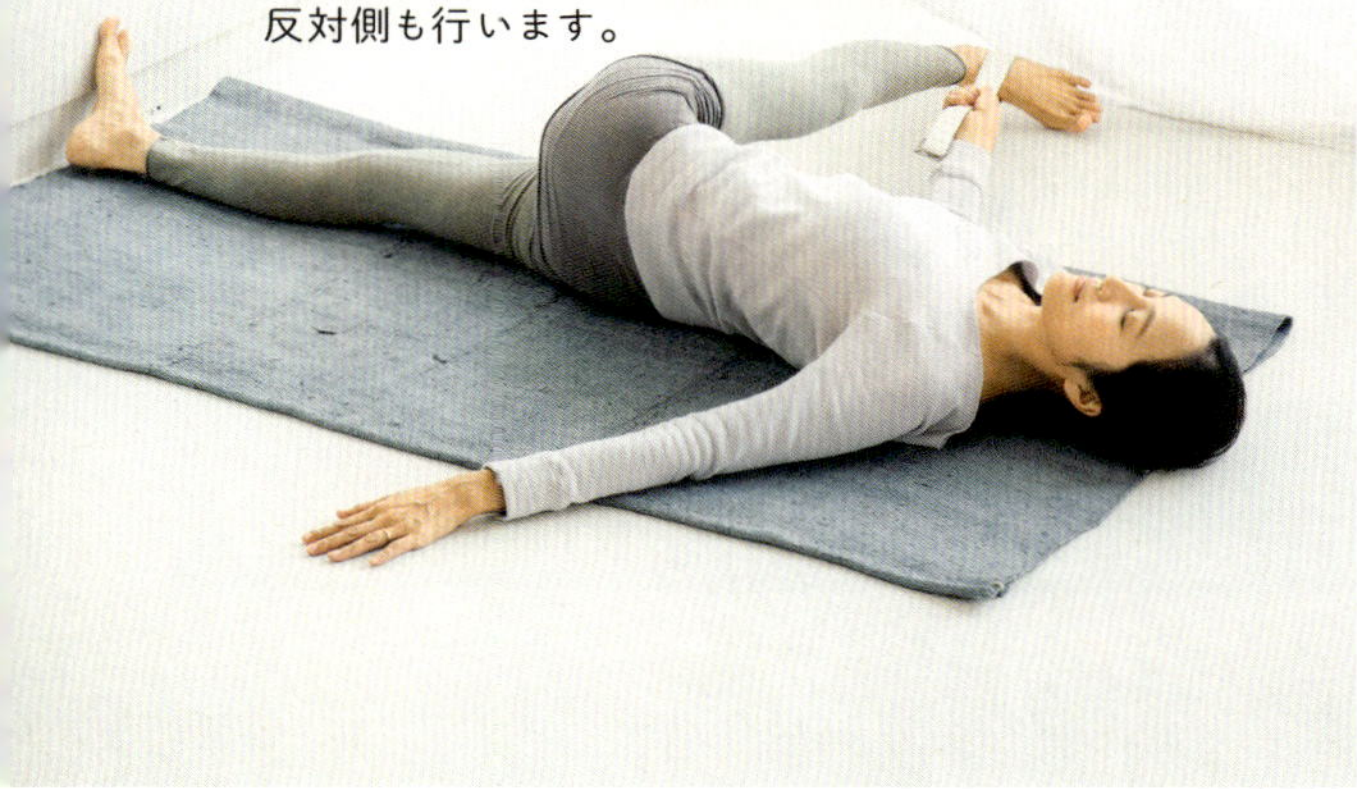

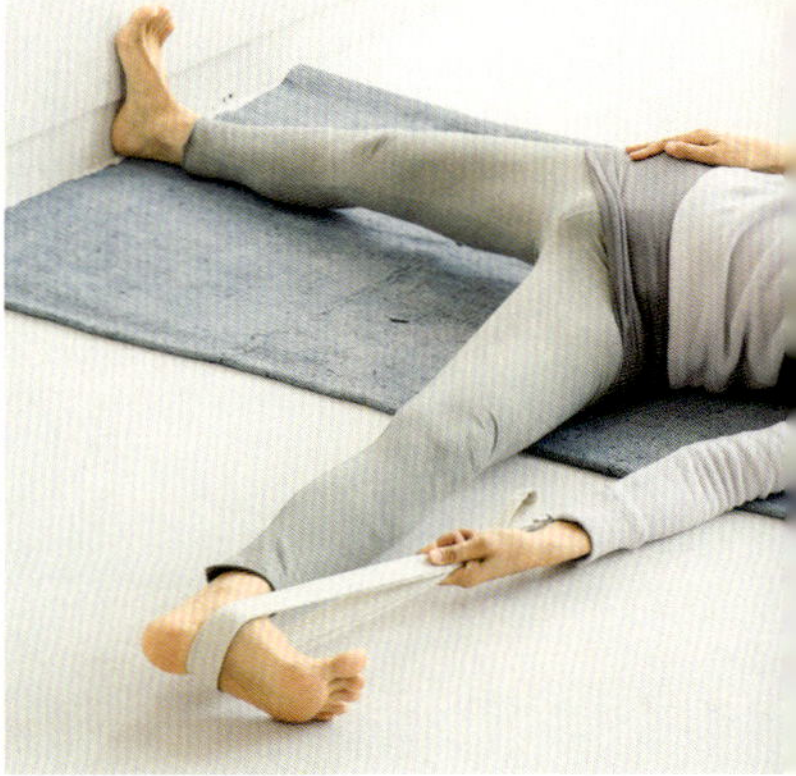

慈愛の
気持ちを育む

セルフハグのポーズ

Start Position
楽な座り姿勢をとります
（座位でも椅子でもOK）。

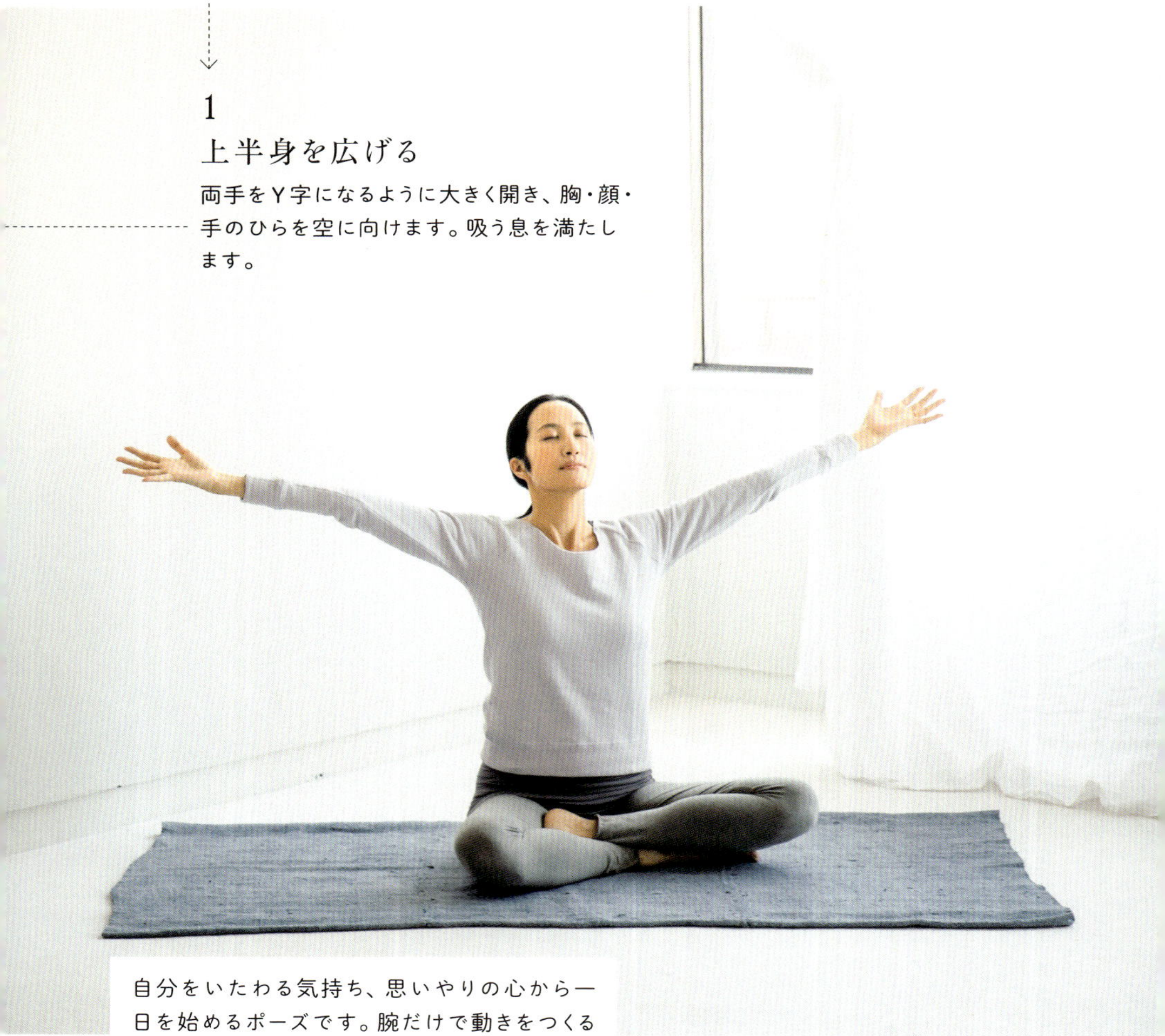

1
上半身を広げる

両手をY字になるように大きく開き、胸・顔・手のひらを空に向けます。吸う息を満たします。

自分をいたわる気持ち、思いやりの心から一日を始めるポーズです。腕だけで動きをつくるのではなく、土台となっている骨盤から1でやや前傾、2でやや後傾を意識してもいいです。

・首・肩のこり
・姿勢を改善
・呼吸
・やさしさ

2
両腕を交差して背中を丸める

息を吐きながら、腕を交差して反対の肩をつかみ、背中を丸めます
(手を大きく開き、やさしく自分を抱きしめるようにします)。
1と2を呼吸に合わせて何度かくりかえし、最後にその朝キープしたい側で保って数呼吸とります。

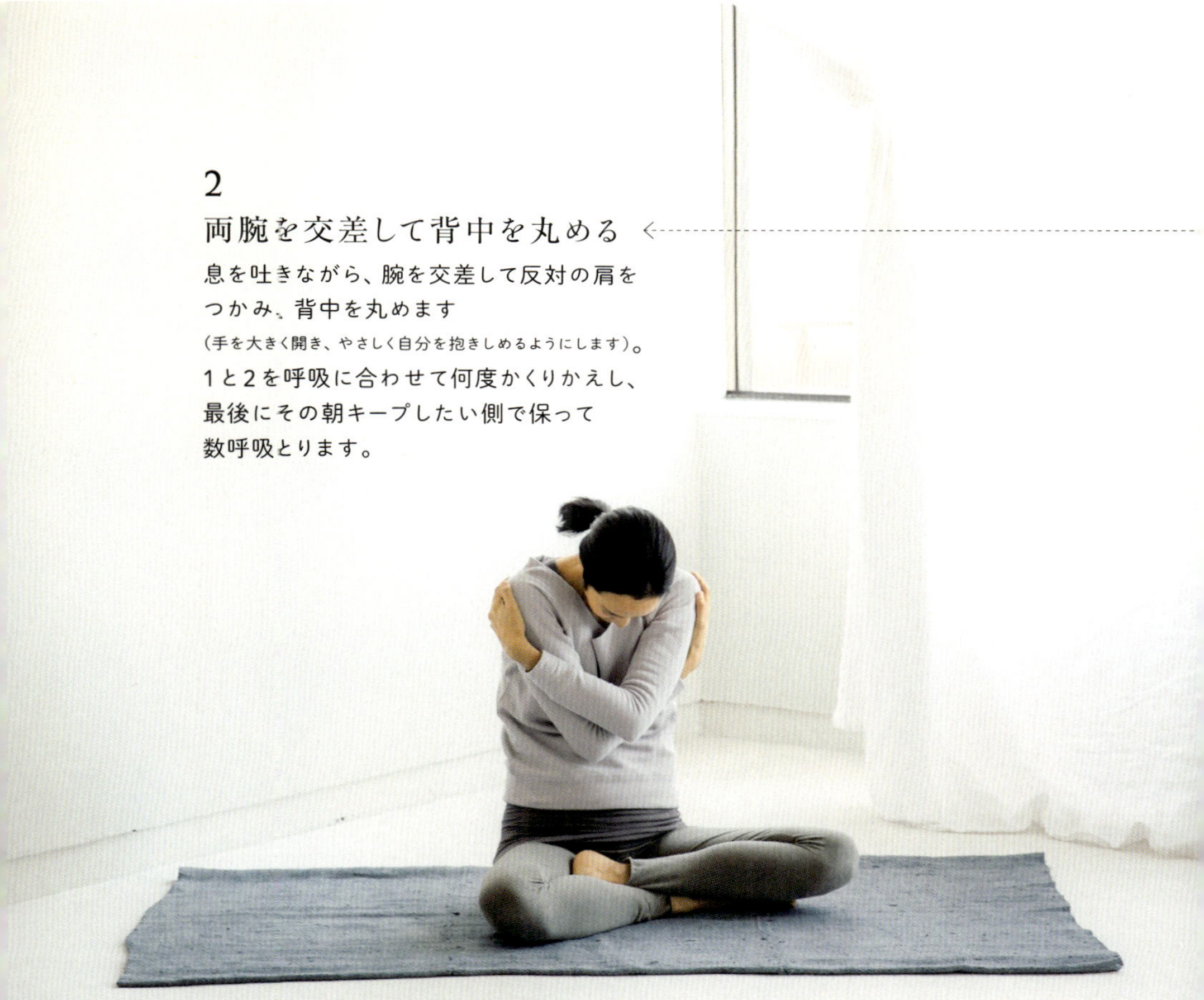

背骨まわりの血流を活性化する

人魚のポーズ

Start Position

正座の姿勢で座ります。
そこからお尻を右に
ずらし、足首を楽な位置で
交差します。

↓

1
背骨を伸ばす

組手を引き上げ、
背骨をゆるやかに伸ばします。

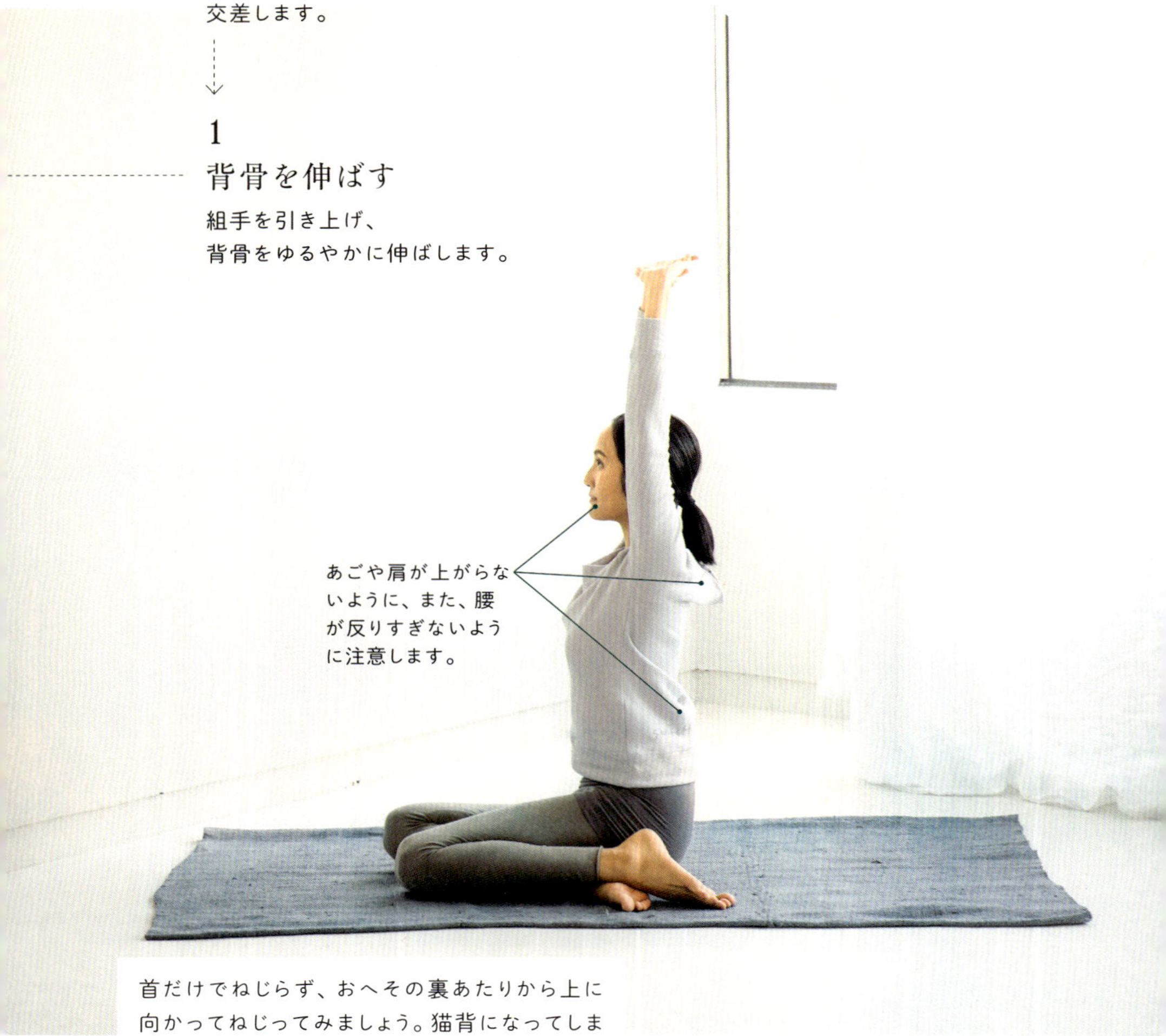

あごや肩が上がらないように、また、腰が反りすぎないように注意します。

首だけでねじらず、おへその裏あたりから上に向かってねじってみましょう。猫背になってしまう人は坐骨の下に座布団やクッションを敷くとよいでしょう。

・便秘
・背中のこり
・リフレッシュ

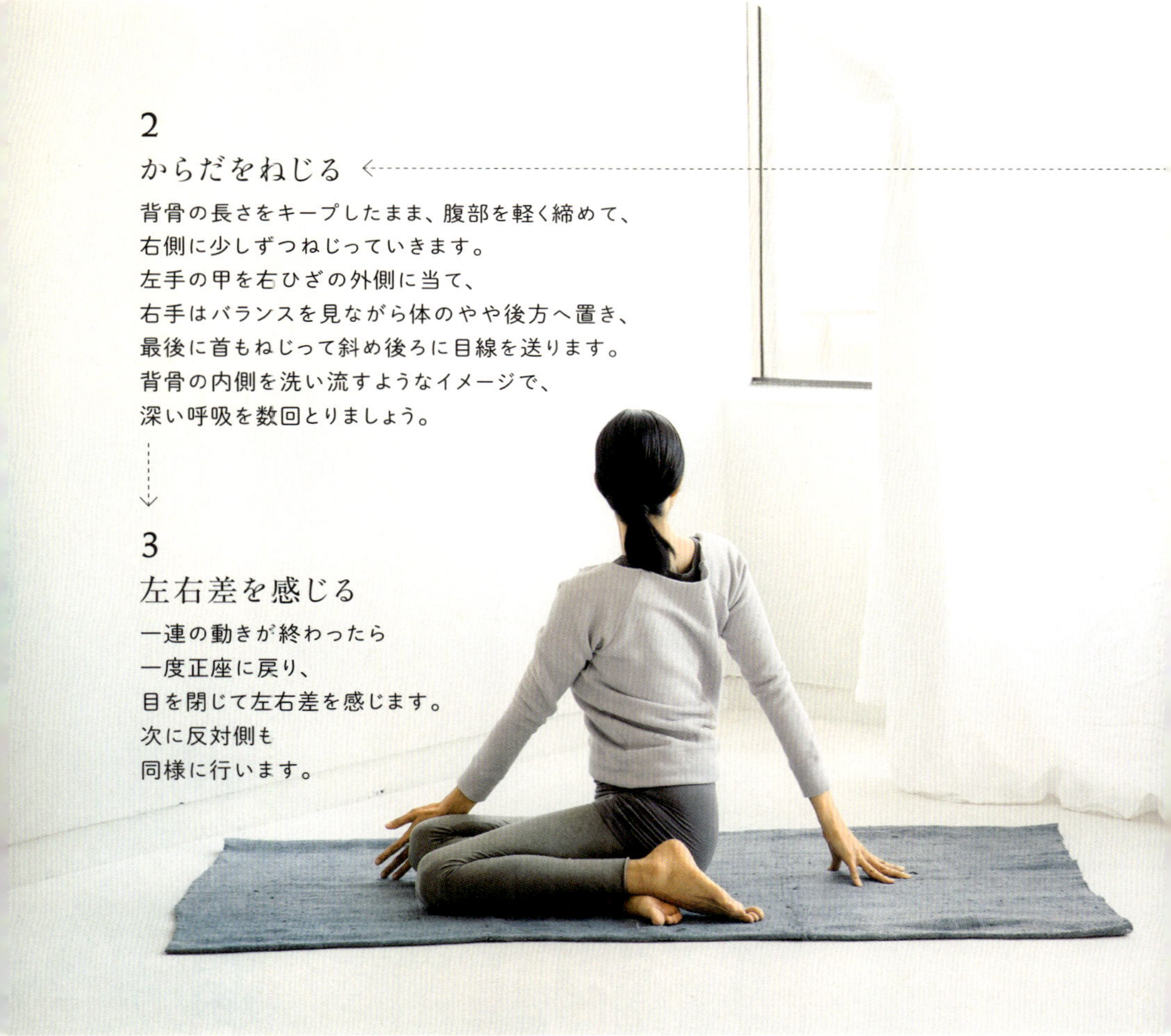

2
からだをねじる

背骨の長さをキープしたまま、腹部を軽く締めて、
右側に少しずつねじっていきます。
左手の甲を右ひざの外側に当て、
右手はバランスを見ながら体のやや後方へ置き、
最後に首もねじって斜め後ろに目線を送ります。
背骨の内側を洗い流すようなイメージで、
深い呼吸を数回とりましょう。

3
左右差を感じる

一連の動きが終わったら
一度正座に戻り、
目を閉じて左右差を感じます。
次に反対側も
同様に行います。

姿勢を整える

ゴムカーサナ（牛面）のポーズ

Start Position
手ぬぐいなど長めのタオルを
準備します。正座の姿勢で床に座り、
からだの中心軸を感じます。

↓

1
脚を組み、両手を背中に回す

右ひざを左ひざの上に組み、足首を
反対側の股関節の横へ持っていきます。
手ぬぐいを右手に持って上に伸ばし、
ひじを曲げて指先を背中に向けます。
左手を後ろに回し、
ひじを曲げて手の甲を背中につけ、
手ぬぐいの片方を持ちます。

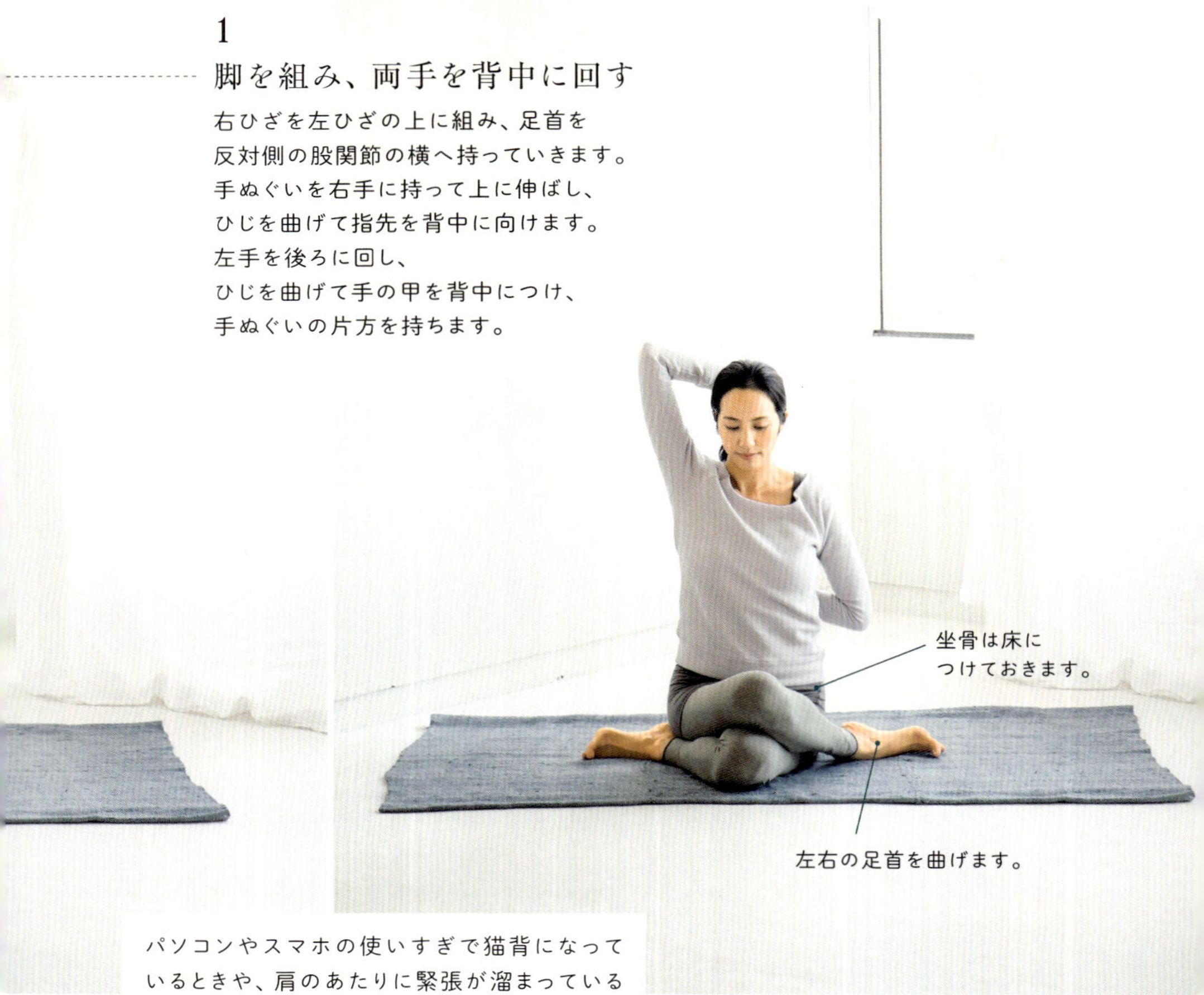
坐骨は床に
つけておきます。
左右の足首を曲げます。

パソコンやスマホの使いすぎで猫背になっているときや、肩のあたりに緊張が溜まっている場合、またはその予防として練習するとよいポーズです。このやり方では手ぬぐいやヨガベルトを引っ張って使用しますが、慣れてきたら間隔を詰めて両手を握ります。

・首・肩のこり
・胸を開く
・股関節の柔軟性
・集中力アップ
・眠気を払う

2 手ぬぐいを上下に引っ張る

手ぬぐいを上下に引っ張り合います。
手と手が届くようだったら、
指どうしを絡めて練習しましょう。

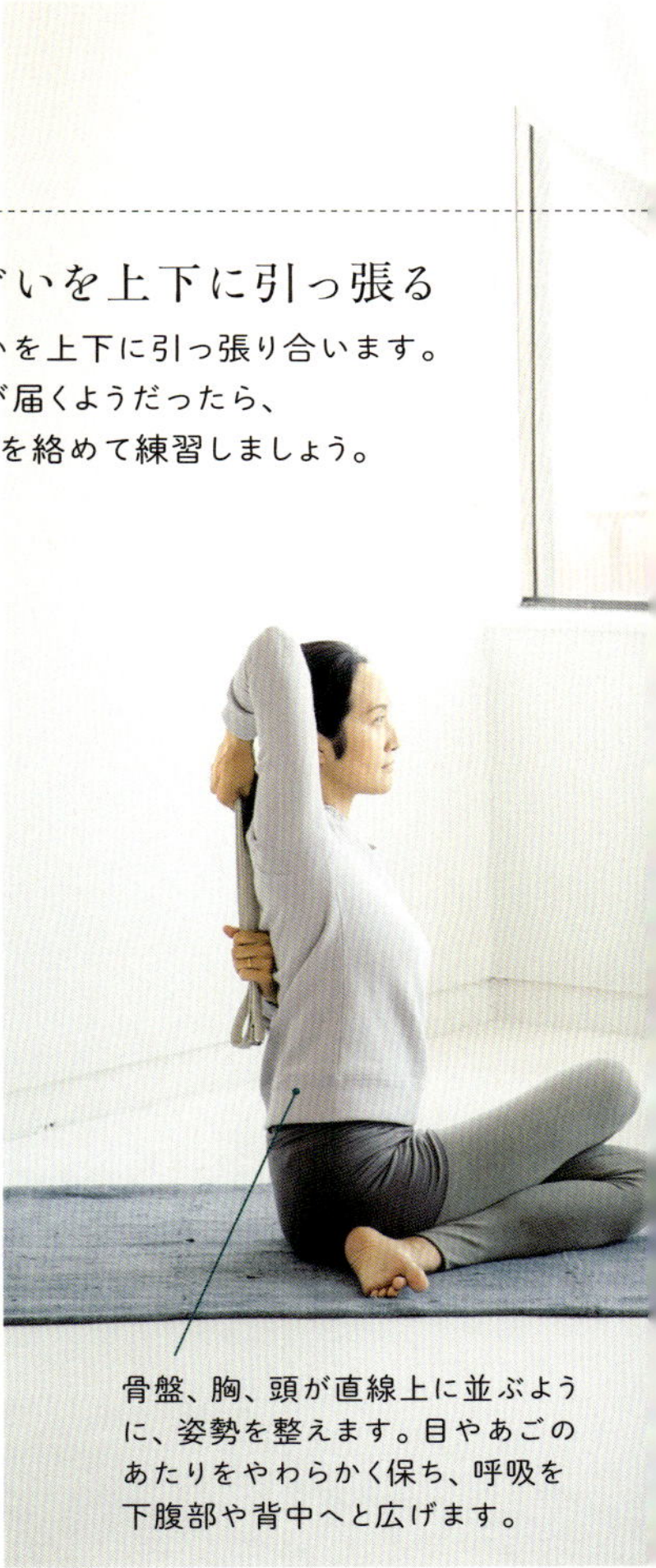

骨盤、胸、頭が直線上に並ぶように、姿勢を整えます。目やあごのあたりをやわらかく保ち、呼吸を下腹部や背中へと広げます。

3 反対側も行う

組み脚、持ち手を変えて
反対側も行います。
利き手側の腕が下に来る側で、
硬さを感じる人が多いようです。
その場合、心地よくストレッチを
感じる程度の負荷で
長めに行います。

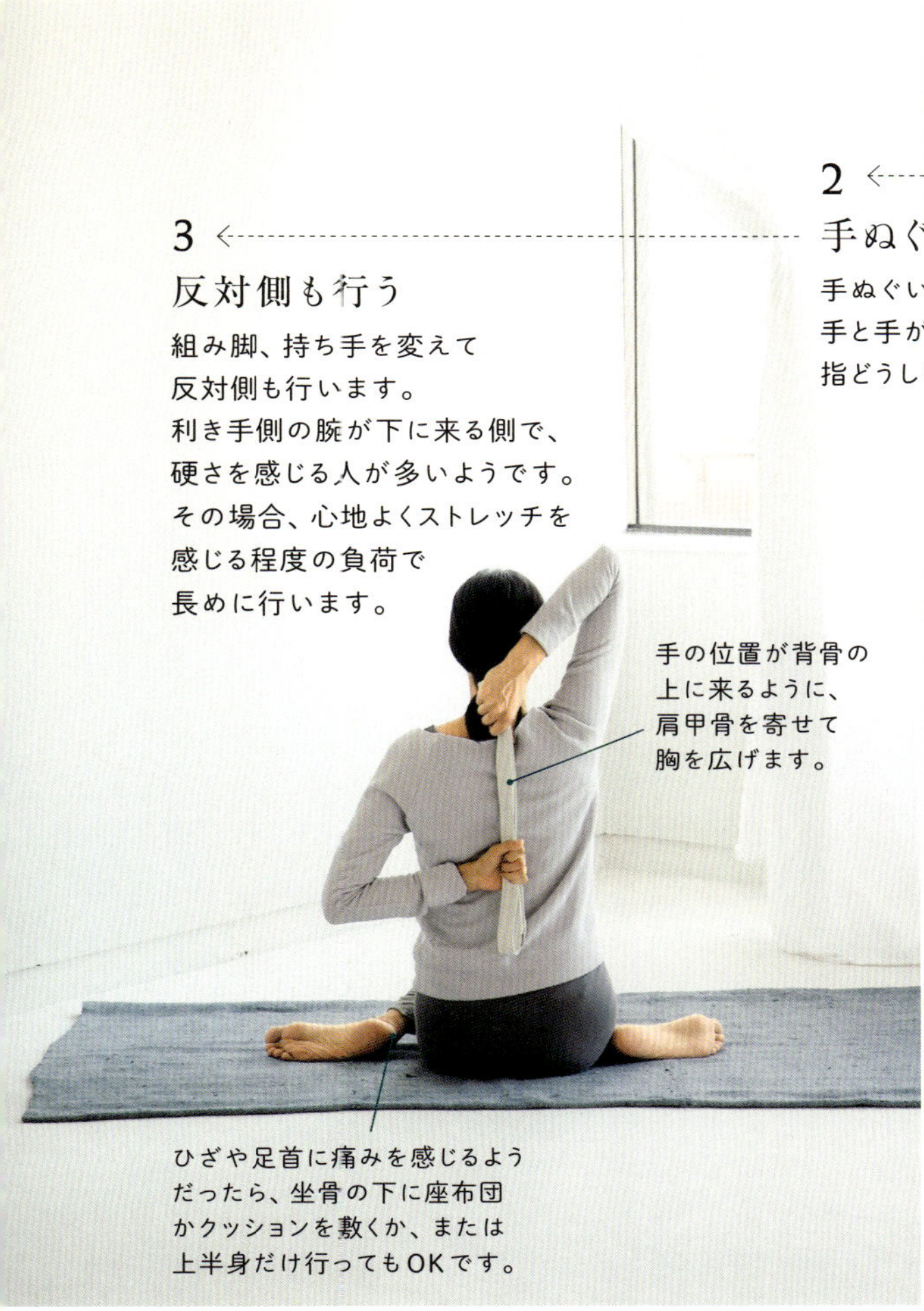

手の位置が背骨の上に来るように、肩甲骨を寄せて胸を広げます。

ひざや足首に痛みを感じるようだったら、坐骨の下に座布団かクッションを敷くか、または上半身だけ行ってもOKです。

自律神経の
はたらきを整える

猫のポーズ

Start Position
床の上などに
四つんばいの姿勢をとります。

1
胸をゆっくり開く

息を吸いながら背中を気持ちよく反らし、
首から胸にかけて開きます。
尻尾を立てた猫をイメージして、
後頭部とお尻を近づけるようにし、
からだの前面を広げます。

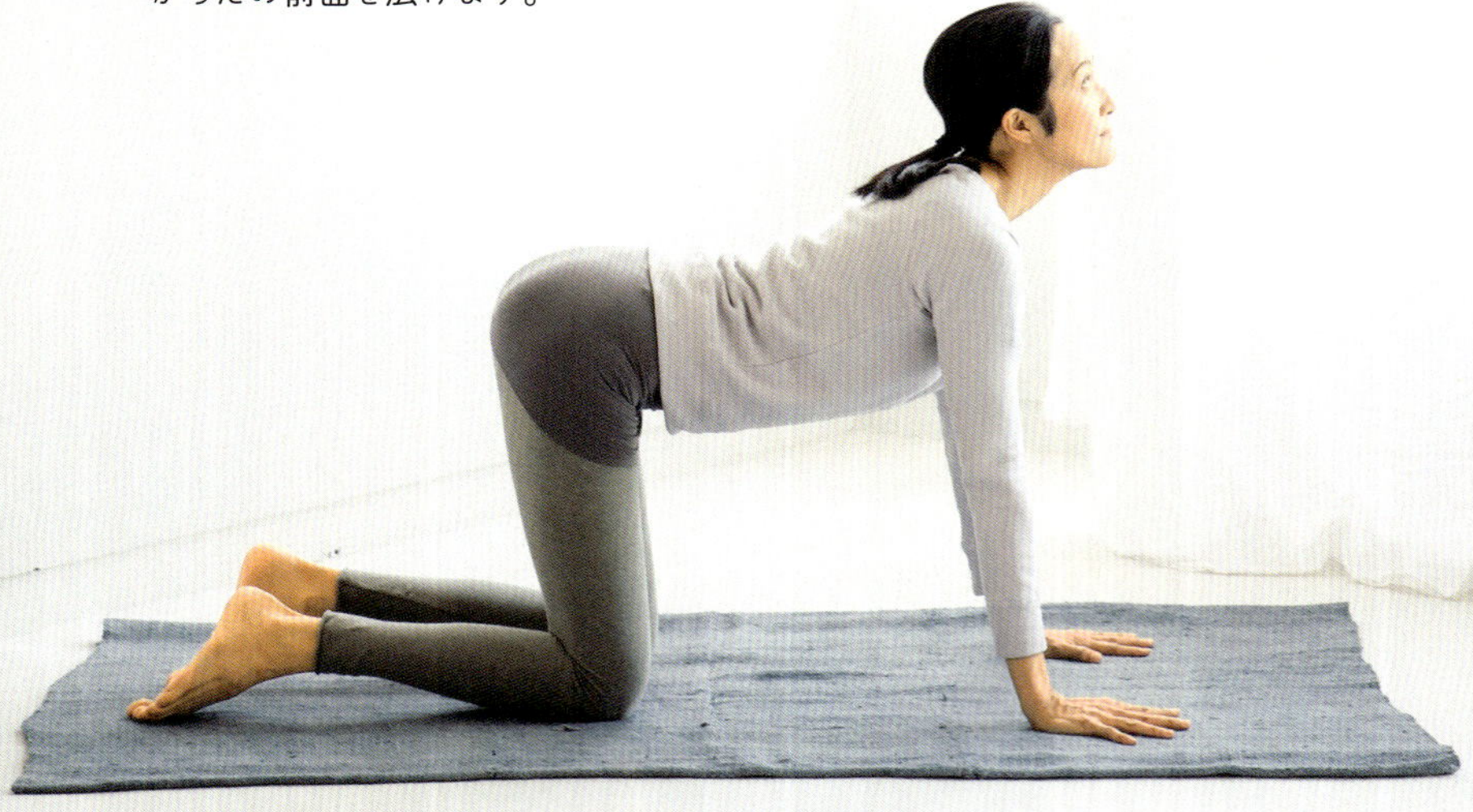

起きぬけに行うと、寝ている間にこっていた背中がほぐれます。背骨の動かし方も前後に限定しないで、尻尾を振るように骨盤を左右に動かしたり、首を回したりと自由に動いてみてください。

・自律神経を整える
・背骨を刺激する
・目覚め

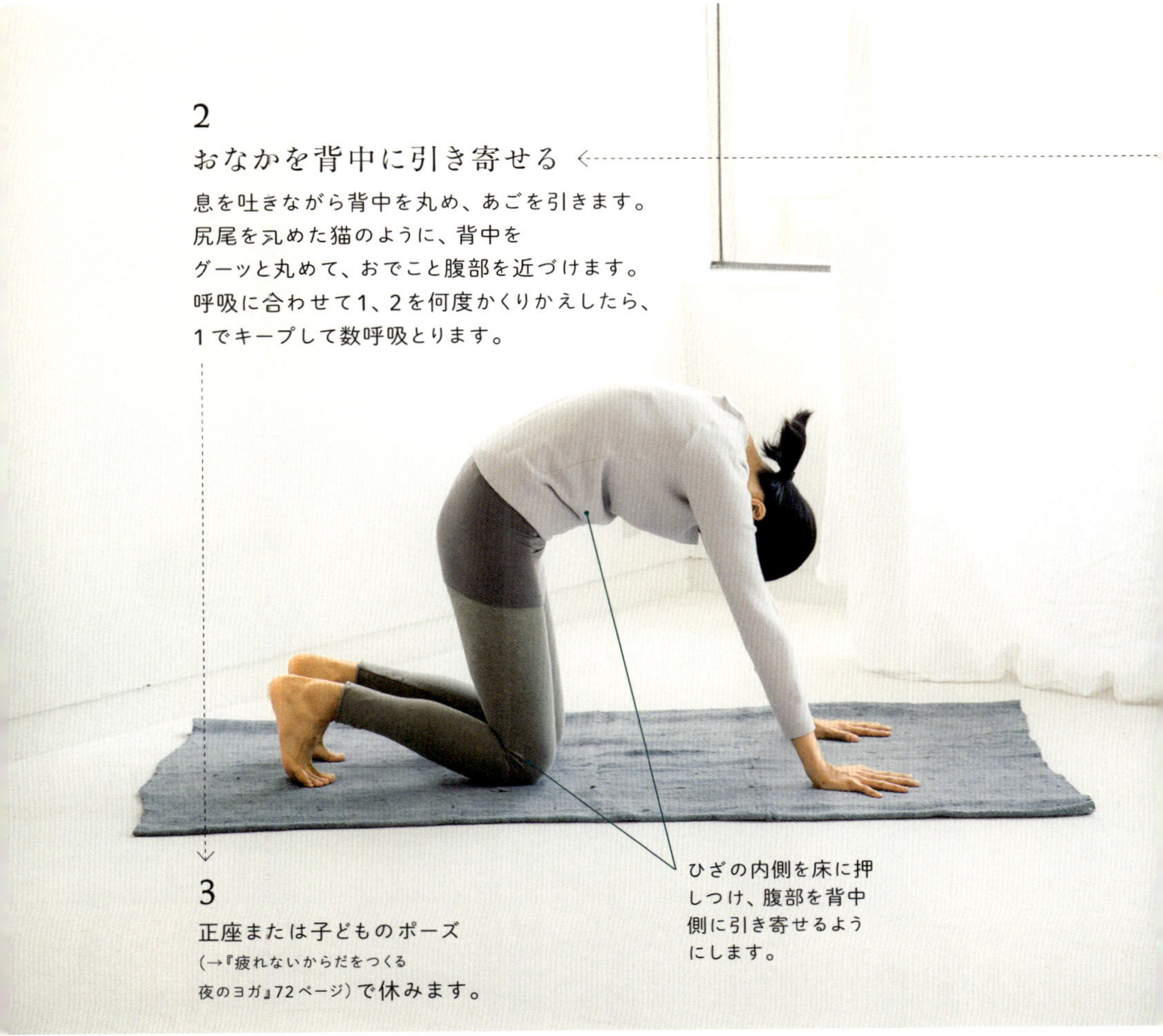

2
おなかを背中に引き寄せる

息を吐きながら背中を丸め、あごを引きます。
尻尾を丸めた猫のように、背中を
グーッと丸めて、おでこと腹部を近づけます。
呼吸に合わせて1、2を何度かくりかえしたら、
1でキープして数呼吸とります。

ひざの内側を床に押しつけ、腹部を背中側に引き寄せるようにします。

3
正座または子どものポーズ

(→『疲れないからだをつくる夜のヨガ』72ページ) で休みます。

からだ全体が楽になる

下向きの犬のポーズ

Start Position
床の上などに
四つんばいの姿勢をとります。

1
からだを広げる

四つんばいの姿勢から、
手のひらを一つぶん前に進めます。

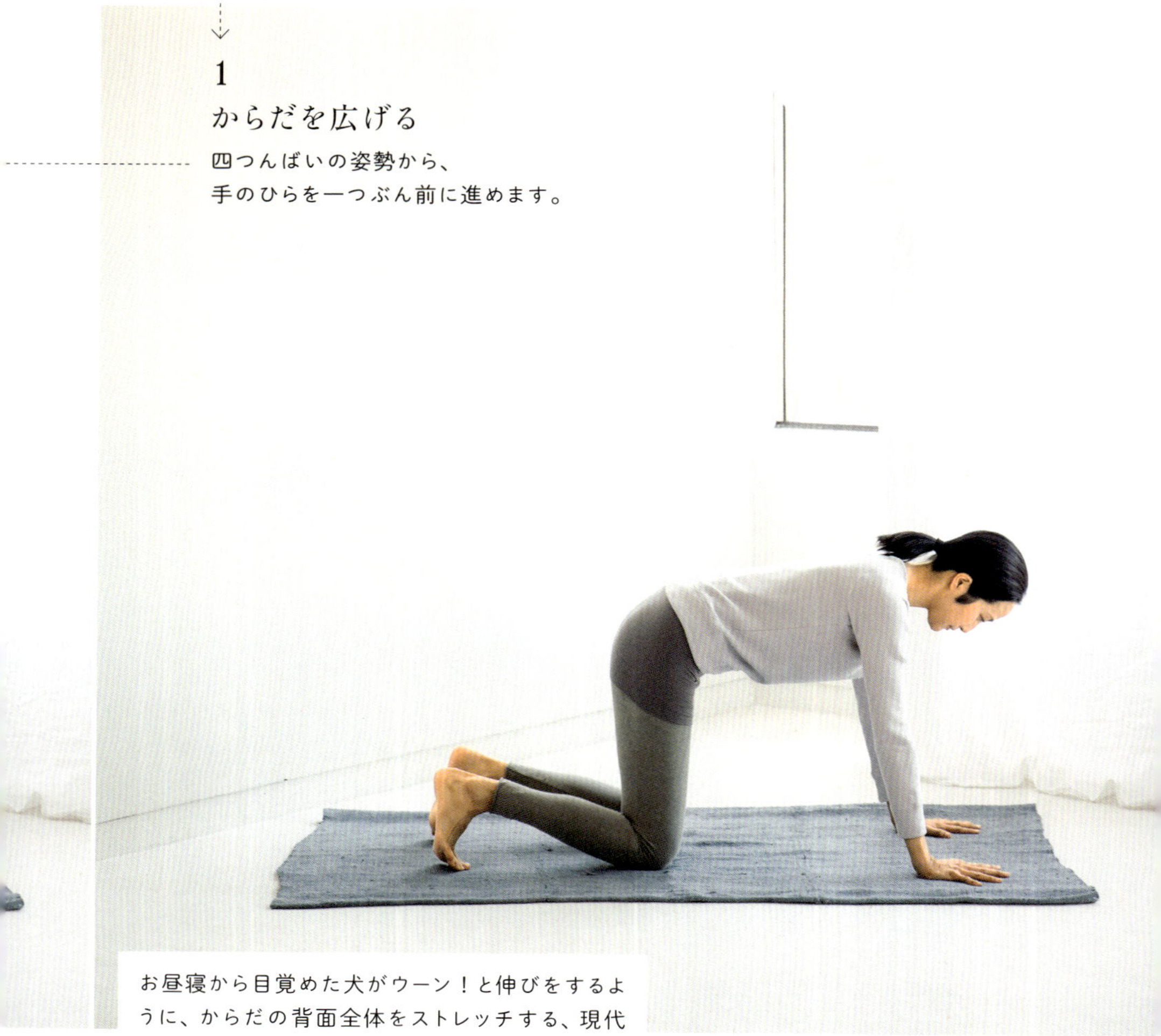

お昼寝から目覚めた犬がウーン！と伸びをするように、からだの背面全体をストレッチする、現代ヨガで人気のポーズです。気持ちいい伸びを感じにくいときは、手足の距離を少し近づけたり、かかとを上げたりすることで調節してください。

・手足の強化
・背中のこり
・脚の引き締め
・さわやかな目覚め

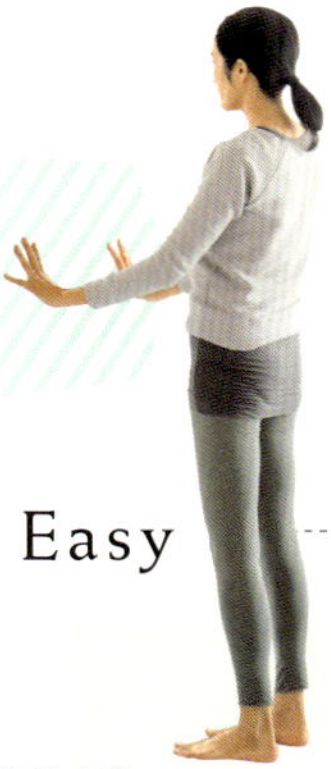

Variation Easy

1
壁を押す

腰の上あたりを目安に手のひらを壁につけます。指を大きく開き、五指のつけ根を強く押しつけて壁から少しずつ離れていきましょう。

2
背すじを長く伸ばす

腕が伸びきって、腰、ひざ、足首が直線上にそろうところまで離れたら、壁を押して背すじを長く伸ばします。この姿勢をキープしてリラックス。数呼吸味わいましょう。

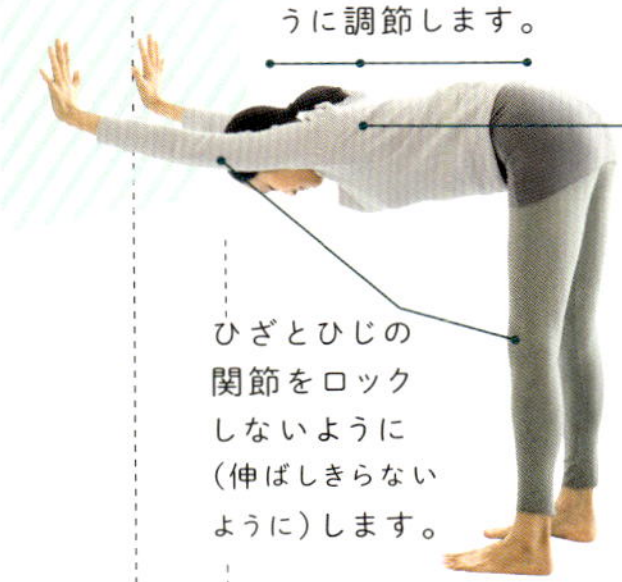
横から見たとき、頭、胸、腰が同じ高さに来るように調節します。
首や肩のあたりが詰まってしまう場合は、両手の間隔を肩幅より広くとるか、小指側を強く壁に押しつけるようにして調節します。
ひざとひじの関節をロックしないように（伸ばしきらないように）します。

3
立位に戻る

壁に向かって歩き、額を壁に休ませてから、ゆっくり立位に戻ります。

2
内ももをストレッチ

親指と人差し指のつけ根で力強く床を押して、両ひざとかかとを浮かせます。そのまま骨盤を高く引き上げましょう。体重を後ろ足に移動させて山のような形をつくります。顔をリラックスします。数呼吸とった後、ひざを床に下ろして子どものポーズ（→『疲れないからだをつくる夜のヨガ』72ページ）で休みます。

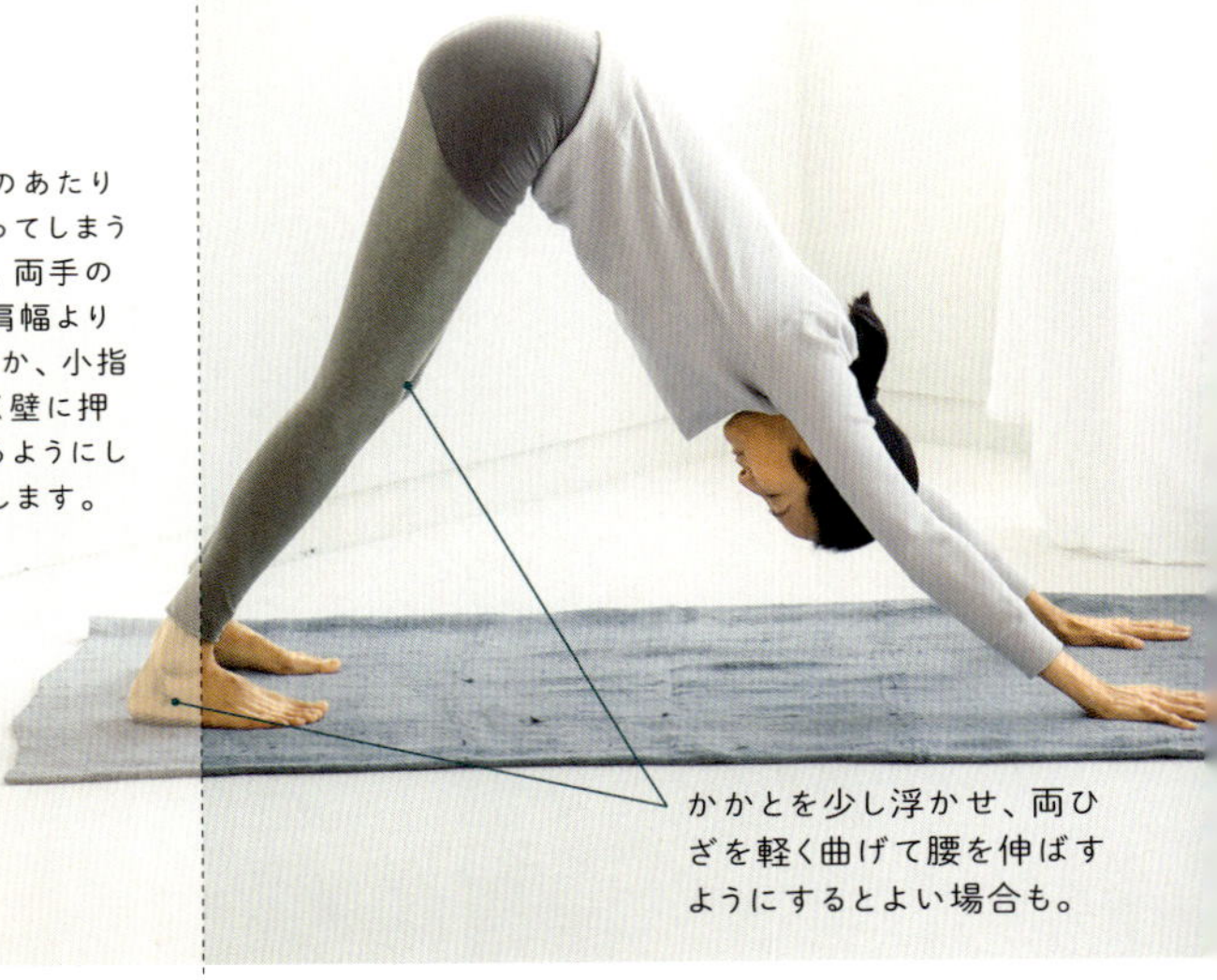
かかとを少し浮かせ、両ひざを軽く曲げて腰を伸ばすようにするとよい場合も。

深い呼吸をうながす

やさしい門のポーズ

Start Position
正座の姿勢から、
ひざ立ちになります。

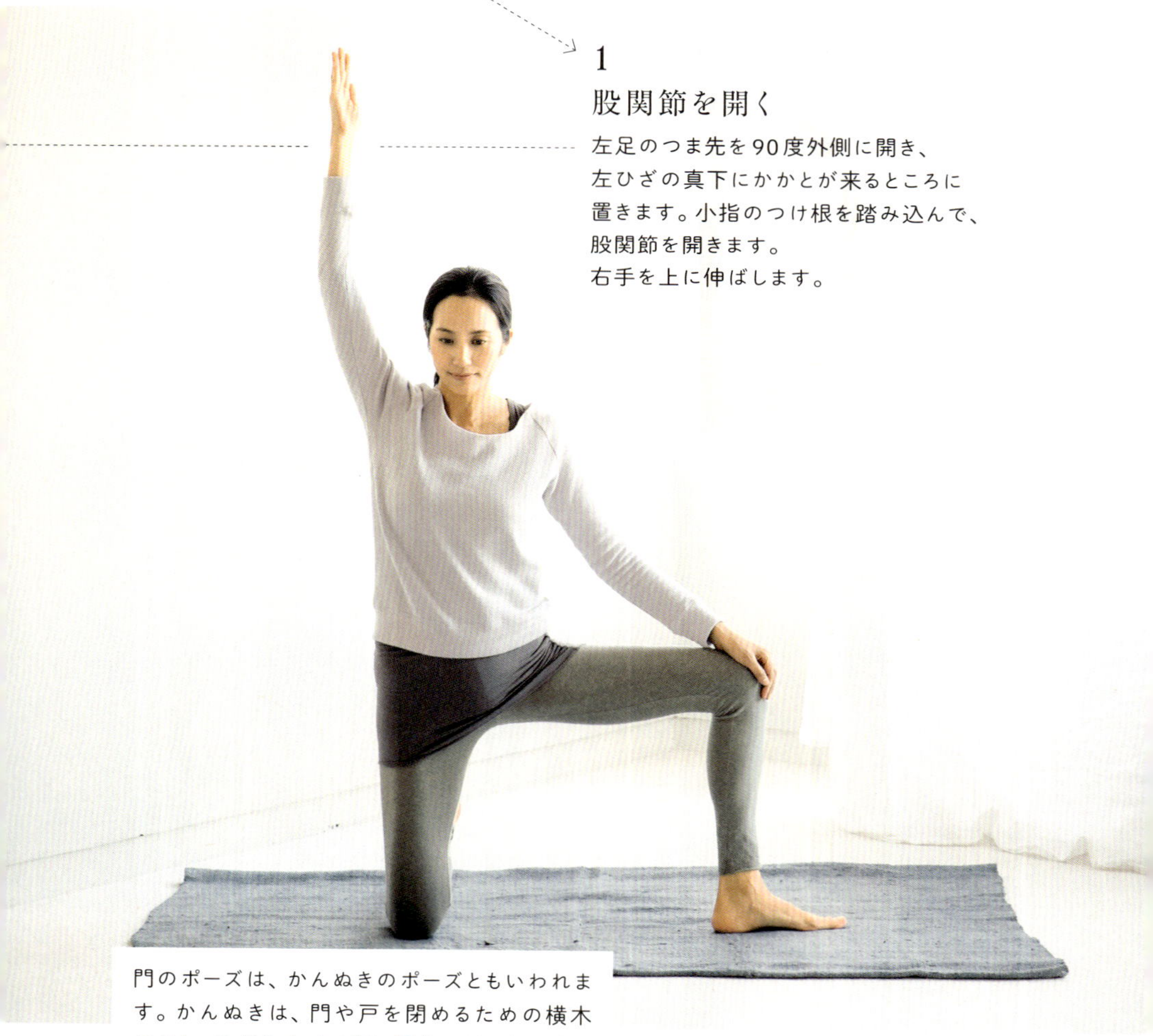

1
股関節を開く

左足のつま先を90度外側に開き、
左ひざの真下にかかとが来るところに
置きます。小指のつけ根を踏み込んで、
股関節を開きます。
右手を上に伸ばします。

門のポーズは、かんぬきのポーズともいわれます。かんぬきは、門や戸を閉めるための横木のこと。ひざを立てて床に足をつけ、からだの側面、特にわき腹のあたりを伸ばしながら深い呼吸をとりましょう。

- 股関節の柔軟性
- 体側のストレッチ
- 胸を開く

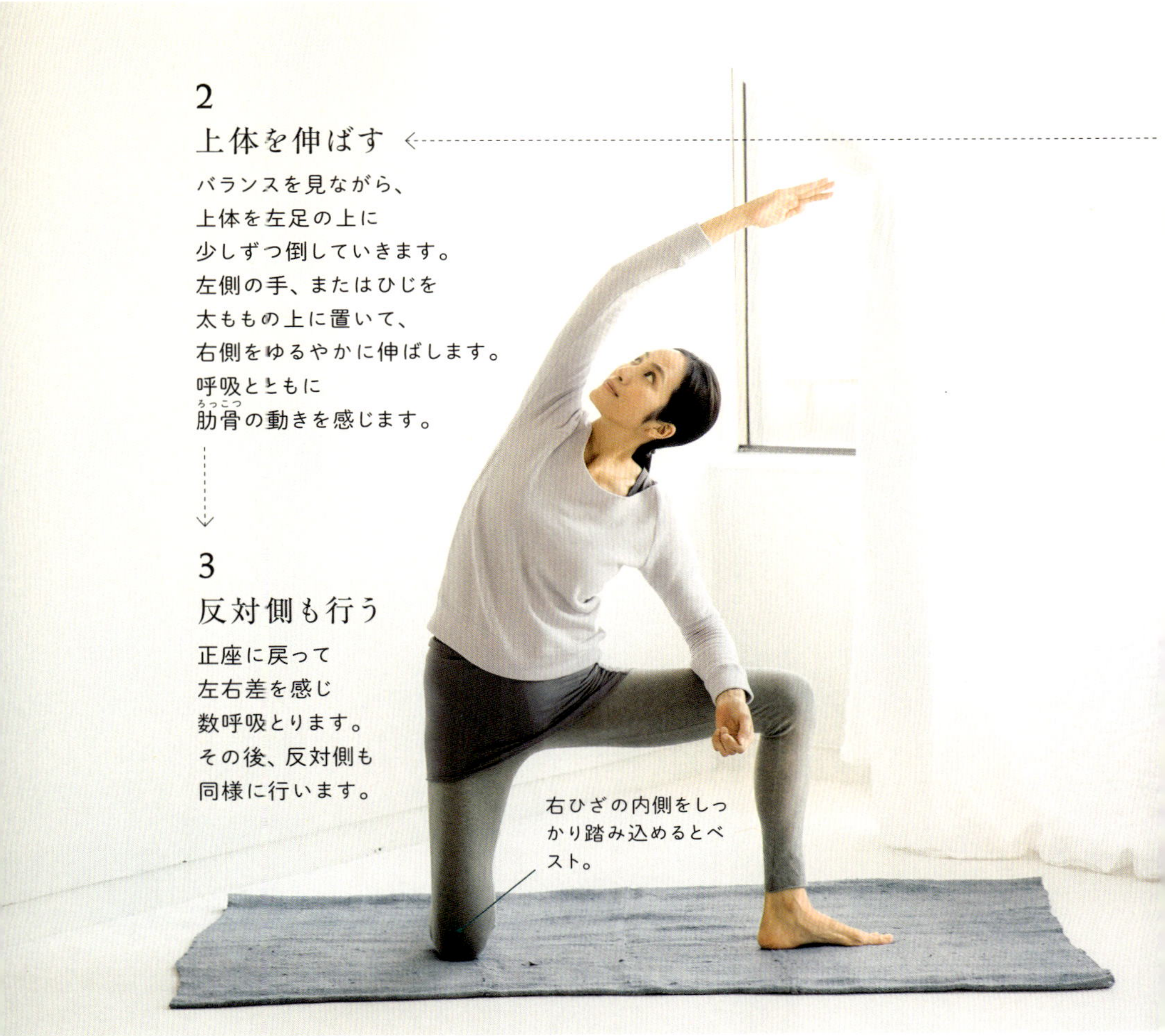

2
上体を伸ばす

バランスを見ながら、
上体を左足の上に
少しずつ倒していきます。
左側の手、またはひじを
太ももの上に置いて、
右側をゆるやかに伸ばします。
呼吸とともに
肋骨《ろっこつ》の動きを感じます。

3
反対側も行う

正座に戻って
左右差を感じ
数呼吸とります。
その後、反対側も
同様に行います。

右ひざの内側をしっかり踏み込めるとベスト。

さわやかな目覚め

ワイルドシング

Start Position
床の上に両脚を
伸ばして座ります。

1
右足裏を左ももに近づける

左脚は伸ばしたまま、右ひざを曲げて
足裏を左ももの内側に近づけます。
右手をからだの後ろ側に置きます。

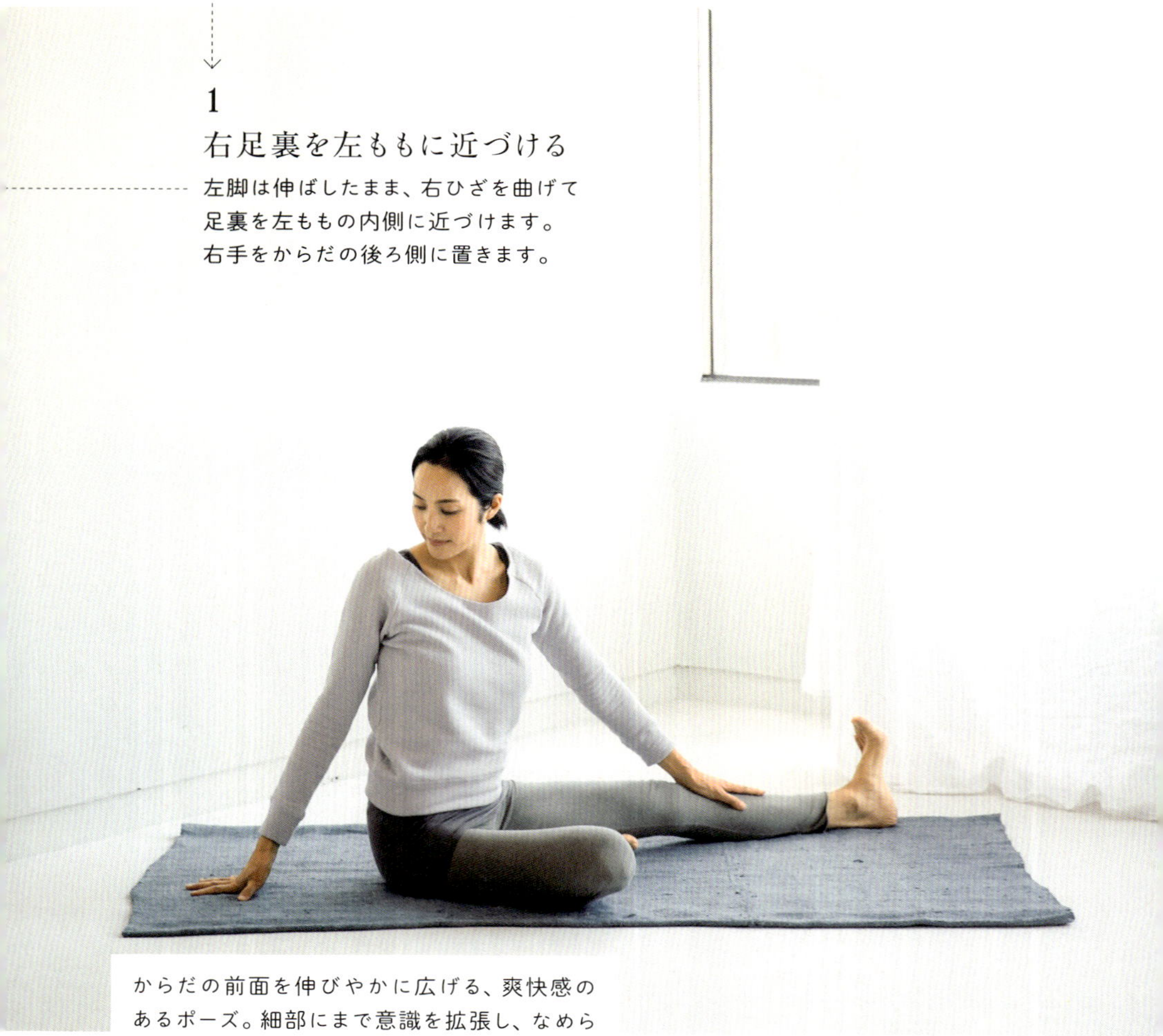

からだの前面を伸びやかに広げる、爽快感のあるポーズ。細部にまで意識を拡張し、なめらかな呼吸を重ねましょう。日中縮こまった姿勢をとる時間の長い人は、そのカウンターポーズとして練習してください。

- 姿勢を改善
- 全身のストレッチ
- ハートオープン（胸を開く）
- 開放感

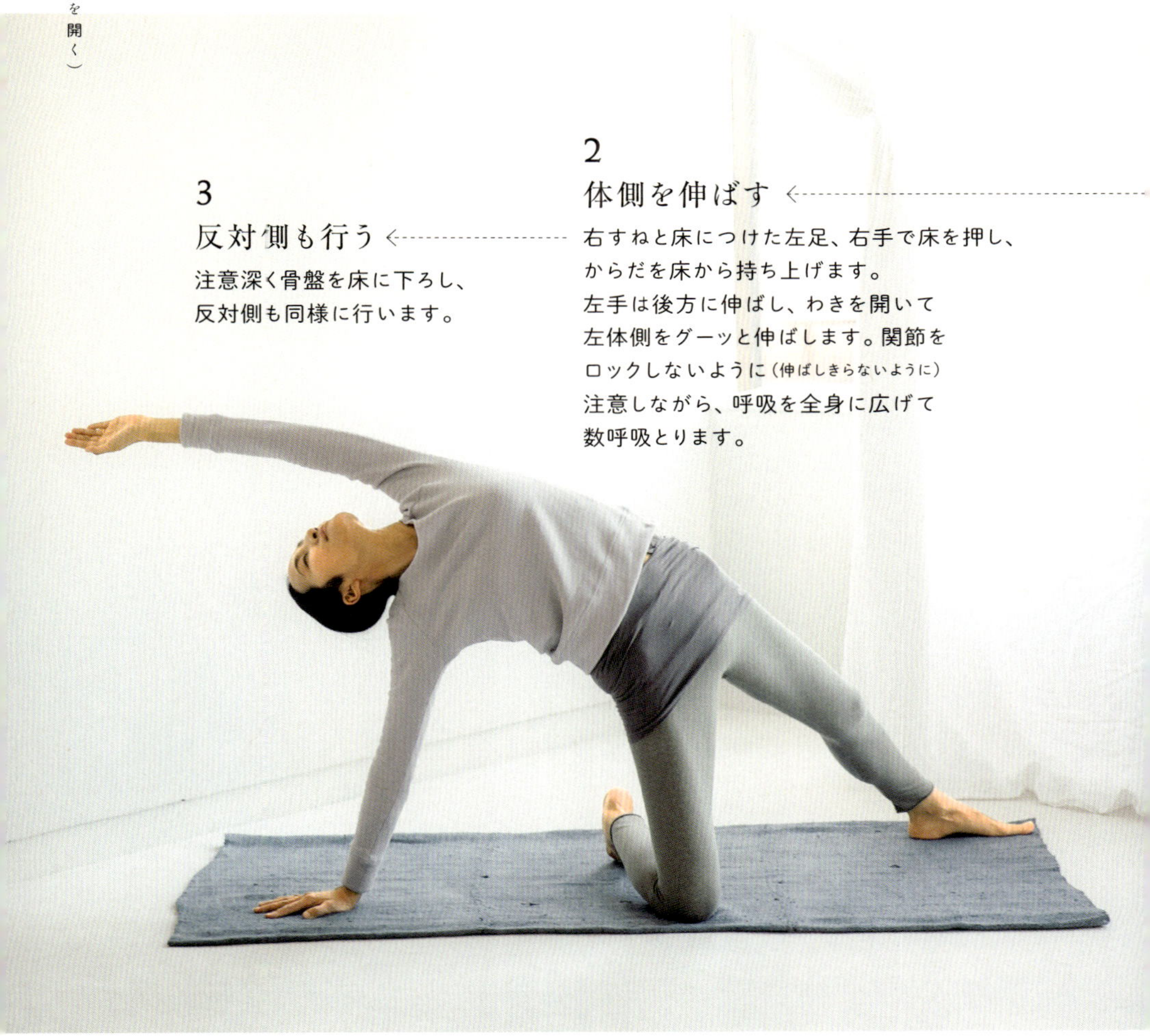

2
体側を伸ばす

右すねと床につけた左足、右手で床を押し、
からだを床から持ち上げます。
左手は後方に伸ばし、わきを開いて
左体側をグーッと伸ばします。関節を
ロックしないように（伸ばしきらないように）
注意しながら、呼吸を全身に広げて
数呼吸とります。

3
反対側も行う

注意深く骨盤を床に下ろし、
反対側も同様に行います。

からだを丈夫にする

空気椅子

Start Position

からだの中心を意識して立ちましょう。
脚を腰幅に開き、
つま先を正面に向けます。

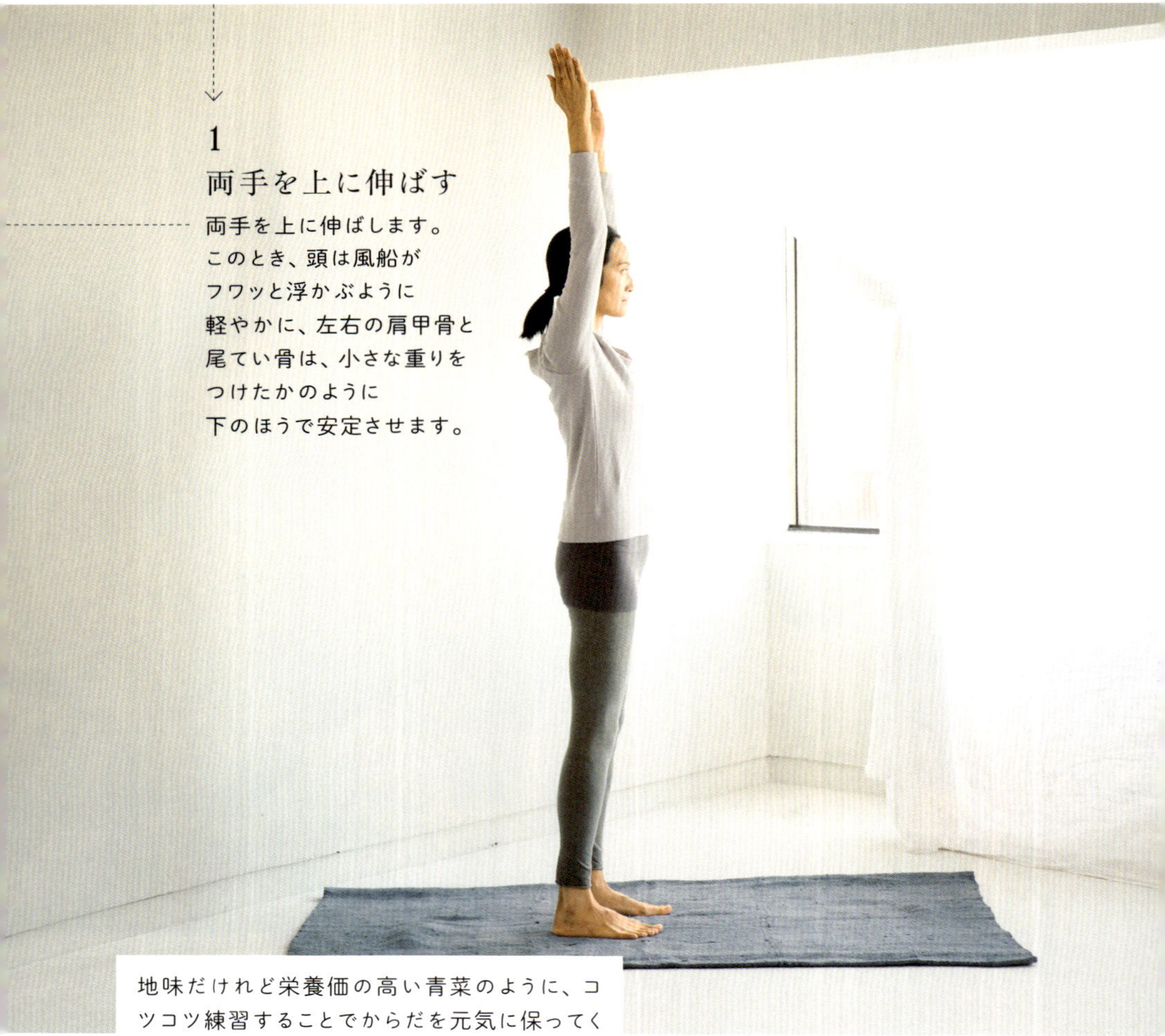

1
両手を上に伸ばす

両手を上に伸ばします。
このとき、頭は風船が
フワッと浮かぶように
軽やかに、左右の肩甲骨と
尾てい骨は、小さな重りを
つけたかのように
下のほうで安定させます。

地味だけれど栄養価の高い青菜のように、コツコツ練習することでからだを元気に保ってくれるポーズです。加齢とともに衰えがちな下半身の筋肉を鍛え、腕を上げて胸を開くことで気分も明るくなりますよ。

・冷え
・アンチエイジング
・忍耐力（レジリエンス）
・活性化

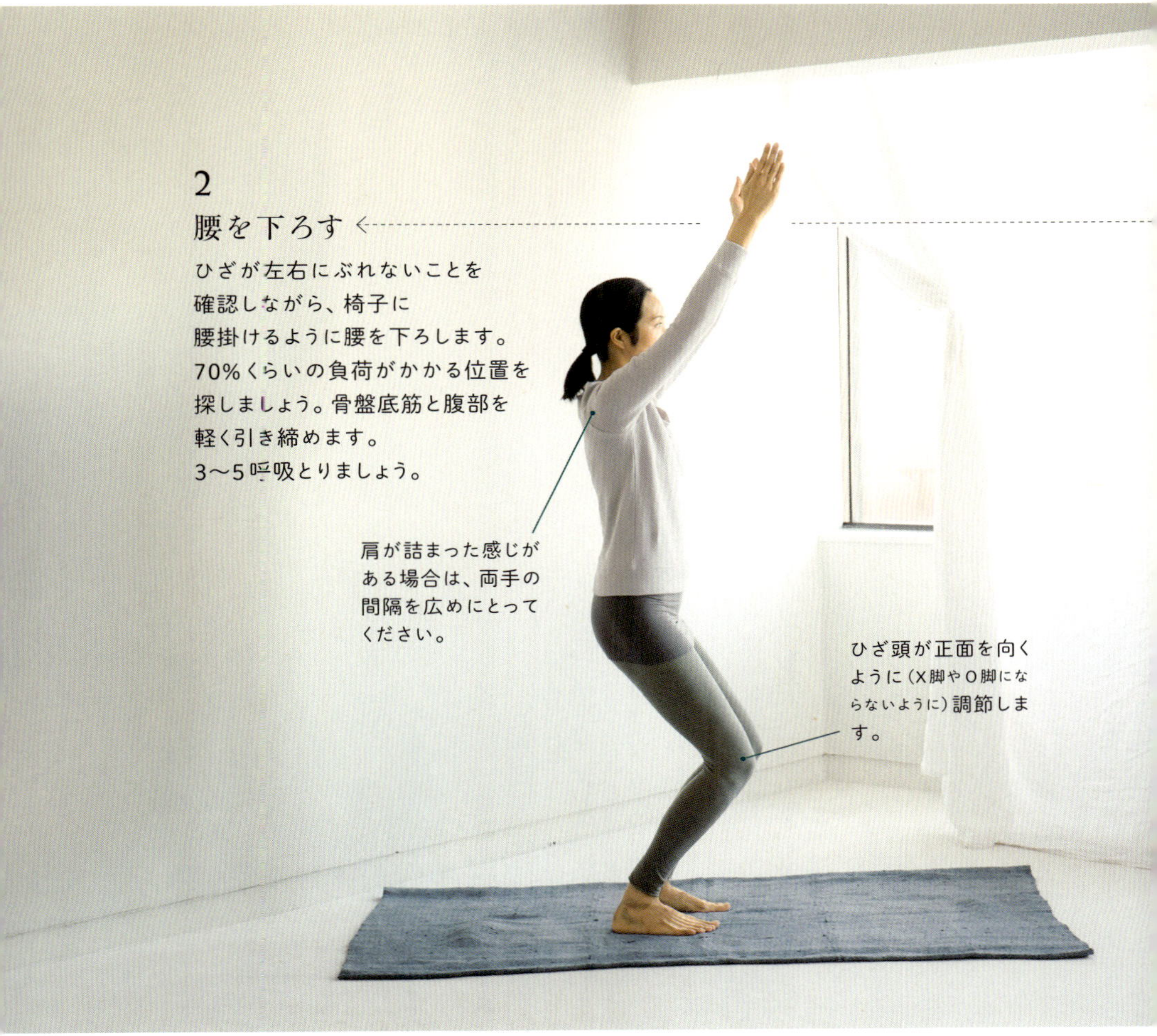

2
腰を下ろす

ひざが左右にぶれないことを確認しながら、椅子に腰掛けるように腰を下ろします。70%くらいの負荷がかかる位置を探しましょう。骨盤底筋と腹部を軽く引き締めます。3〜5呼吸とりましょう。

肩が詰まった感じがある場合は、両手の間隔を広めにとってください。

ひざ頭が正面を向くように（X脚やO脚にならないように）調節します。

胸を開く

立位前屈のポーズ

Start Position
からだの中心を意識して立ちましょう。
脚を腰幅に開き、
つま先を正面に向けます。

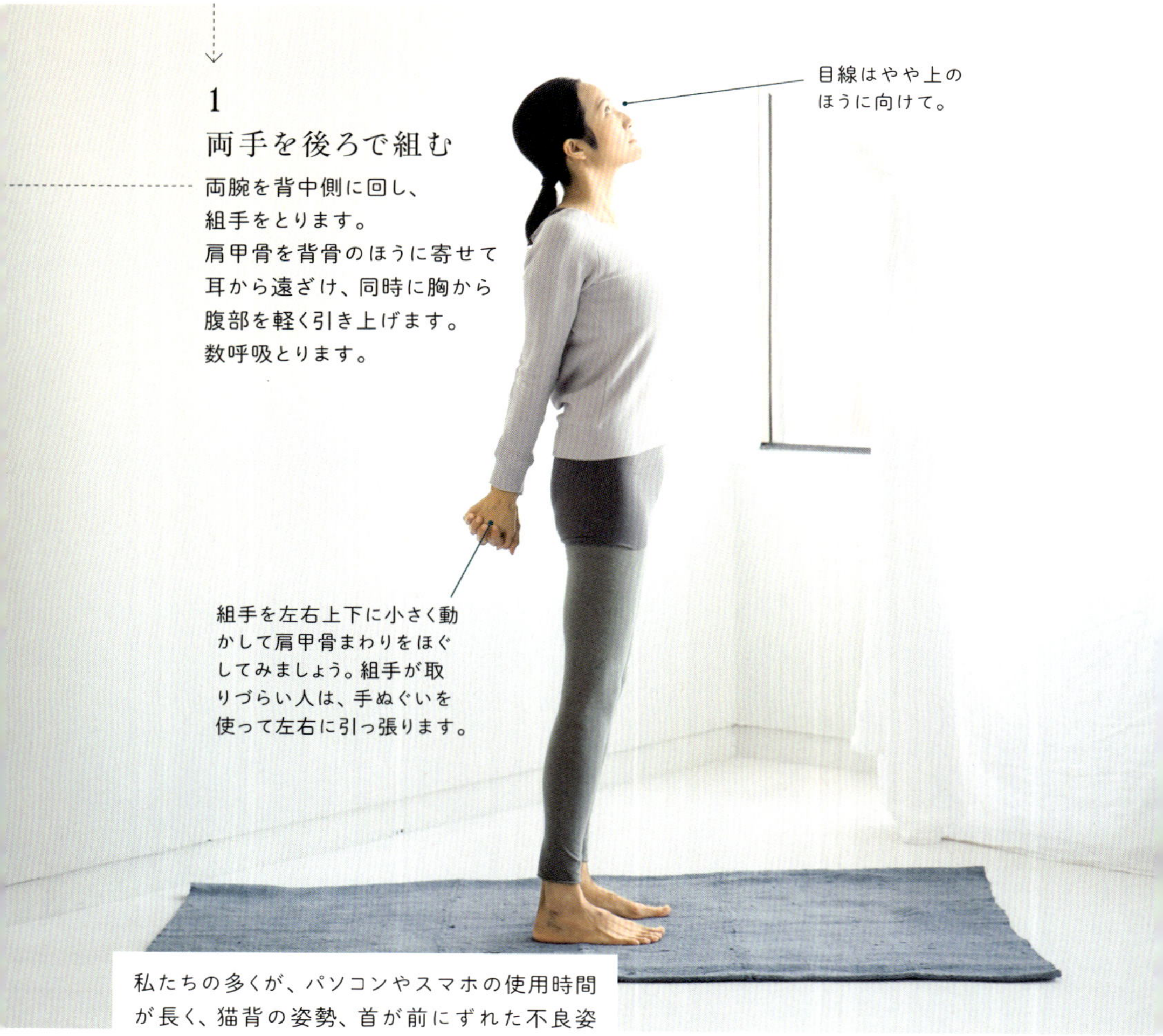

1
両手を後ろで組む

両腕を背中側に回し、
組手をとります。
肩甲骨を背骨のほうに寄せて
耳から遠ざけ、同時に胸から
腹部を軽く引き上げます。
数呼吸とります。

目線はやや上の
ほうに向けて。

組手を左右上下に小さく動
かして肩甲骨まわりをほぐ
してみましょう。組手が取
りづらい人は、手ぬぐいを
使って左右に引っ張ります。

私たちの多くが、パソコンやスマホの使用時間が長く、猫背の姿勢、首が前にずれた不良姿勢になりがちです。ときには（このポーズのように）空を見上げて視野を広げ、胸を開いて呼吸をしてみると気持ちがいいです。

- 姿勢を改善
- 眠気を払う
- 新たな視点

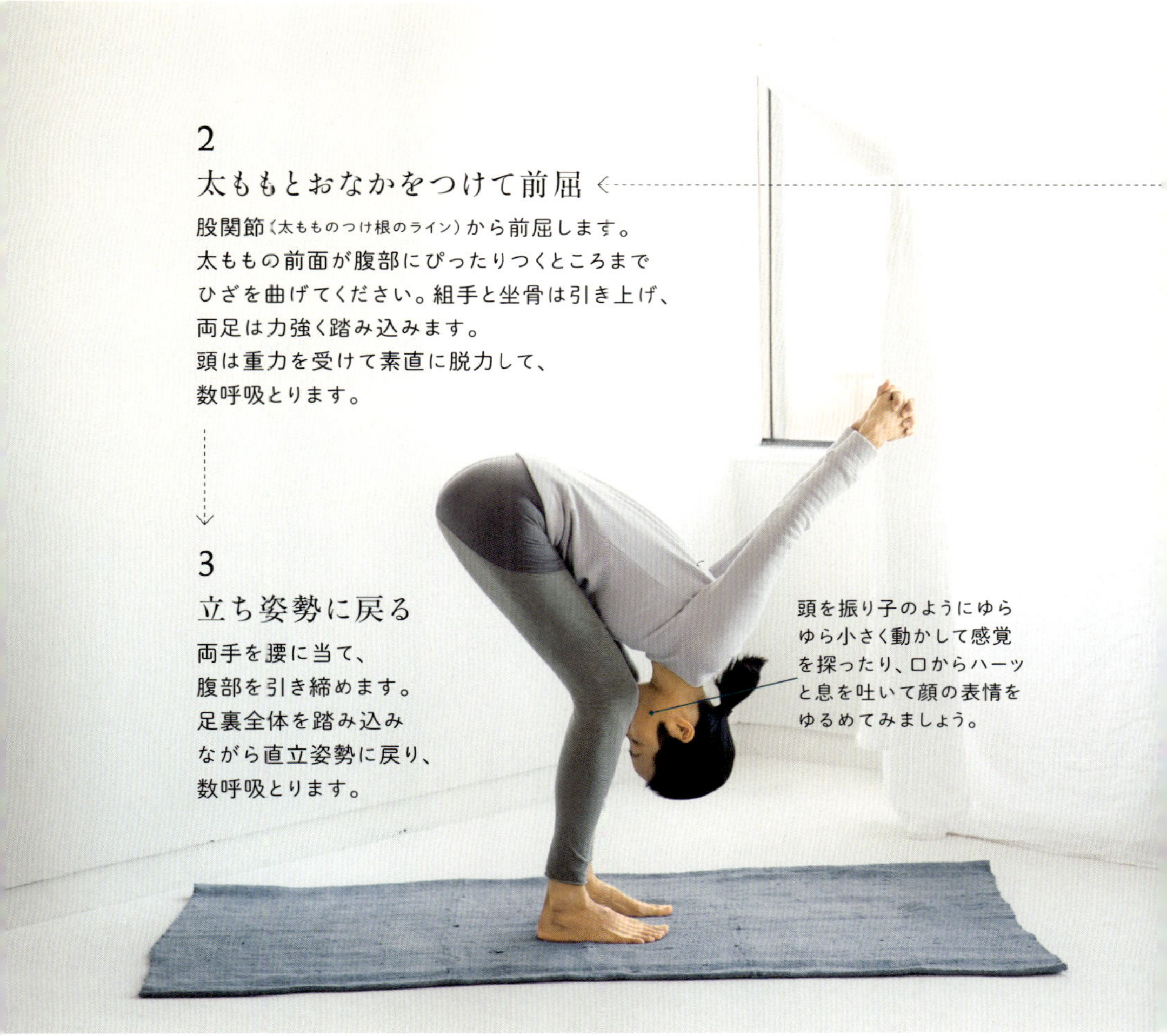

2
太ももとおなかをつけて前屈

股関節（太もものつけ根のライン）から前屈します。
太ももの前面が腹部にぴったりつくところまで
ひざを曲げてください。組手と坐骨は引き上げ、
両足は力強く踏み込みます。
頭は重力を受けて素直に脱力して、
数呼吸とります。

3
立ち姿勢に戻る

両手を腰に当て、
腹部を引き締めます。
足裏全体を踏み込み
ながら直立姿勢に戻り、
数呼吸とります。

頭を振り子のようにゆら
ゆら小さく動かして感覚
を探ったり、口からハーッ
と息を吐いて顔の表情を
ゆるめてみましょう。

新しい一日を歓迎する

勇者のポーズ *1*

Start Position
からだの中心を意識して立ちましょう。
脚を腰幅に開き、
つま先を正面に向けます。

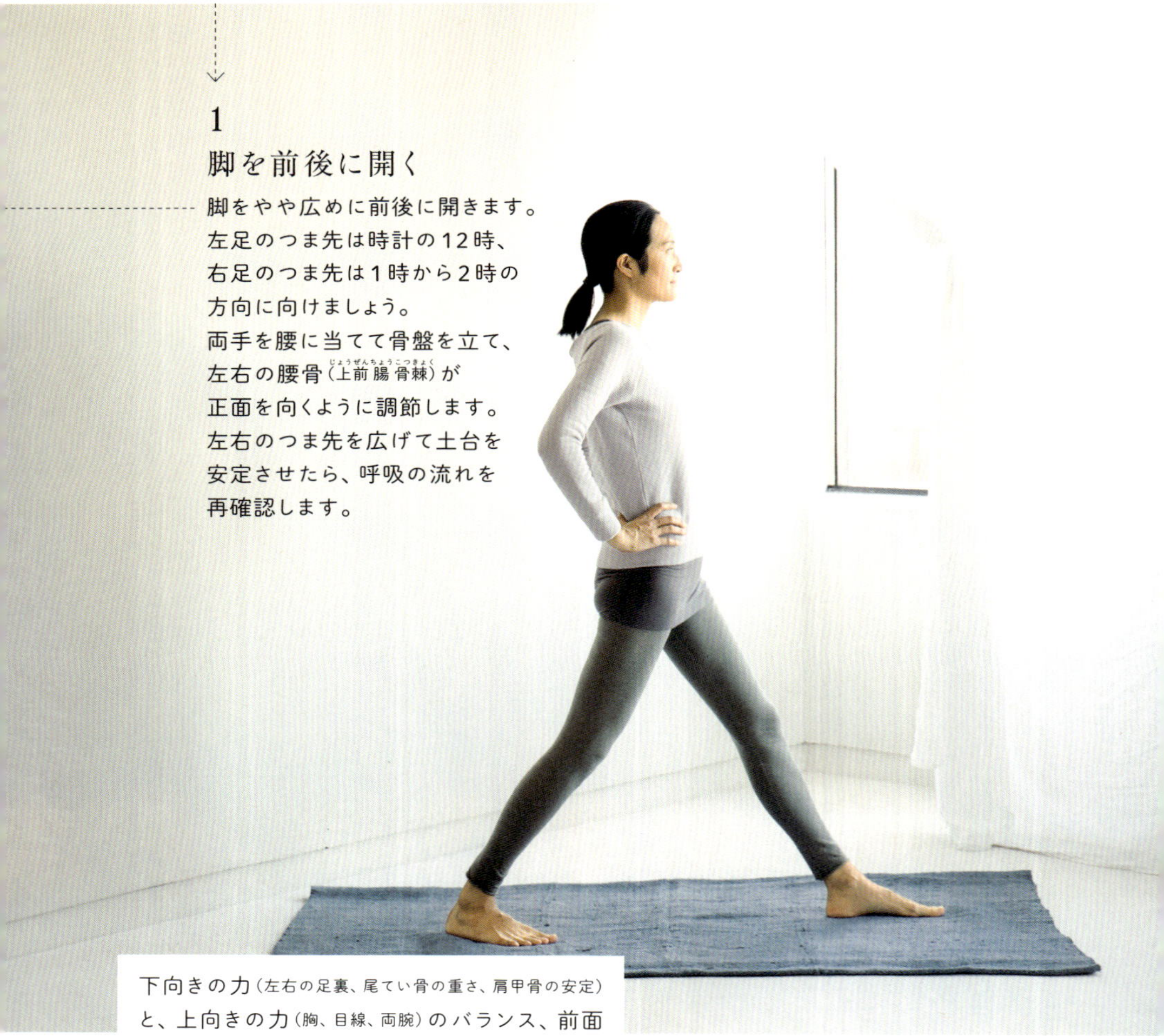

1
脚を前後に開く

脚をやや広めに前後に開きます。
左足のつま先は時計の12時、
右足のつま先は1時から2時の
方向に向けましょう。
両手を腰に当てて骨盤を立て、
左右の腰骨（上前腸骨棘《じょうぜんちょうこつきょく》）が
正面を向くように調節します。
左右のつま先を広げて土台を
安定させたら、呼吸の流れを
再確認します。

下向きの力（左右の足裏、尾てい骨の重さ、肩甲骨の安定）と、上向きの力（胸、目線、両腕）のバランス、前面と背面のバランス、吸う息と吐く息……。相反するエネルギーを感じましょう。

・血流を改善
・冷え
・腰痛予防
・足腰の強化
・活性化
・アンチエイジング

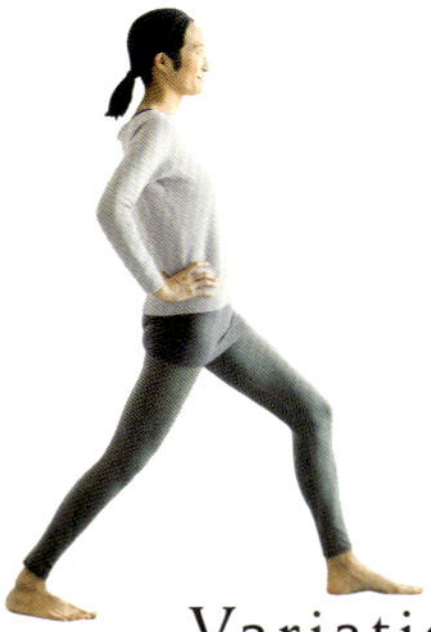

Variation Easy

血圧が高めの方や、
甲状腺が亢進《こうしん》している方、
疲労感の強い方は、
両手を腰に当てて練習します。

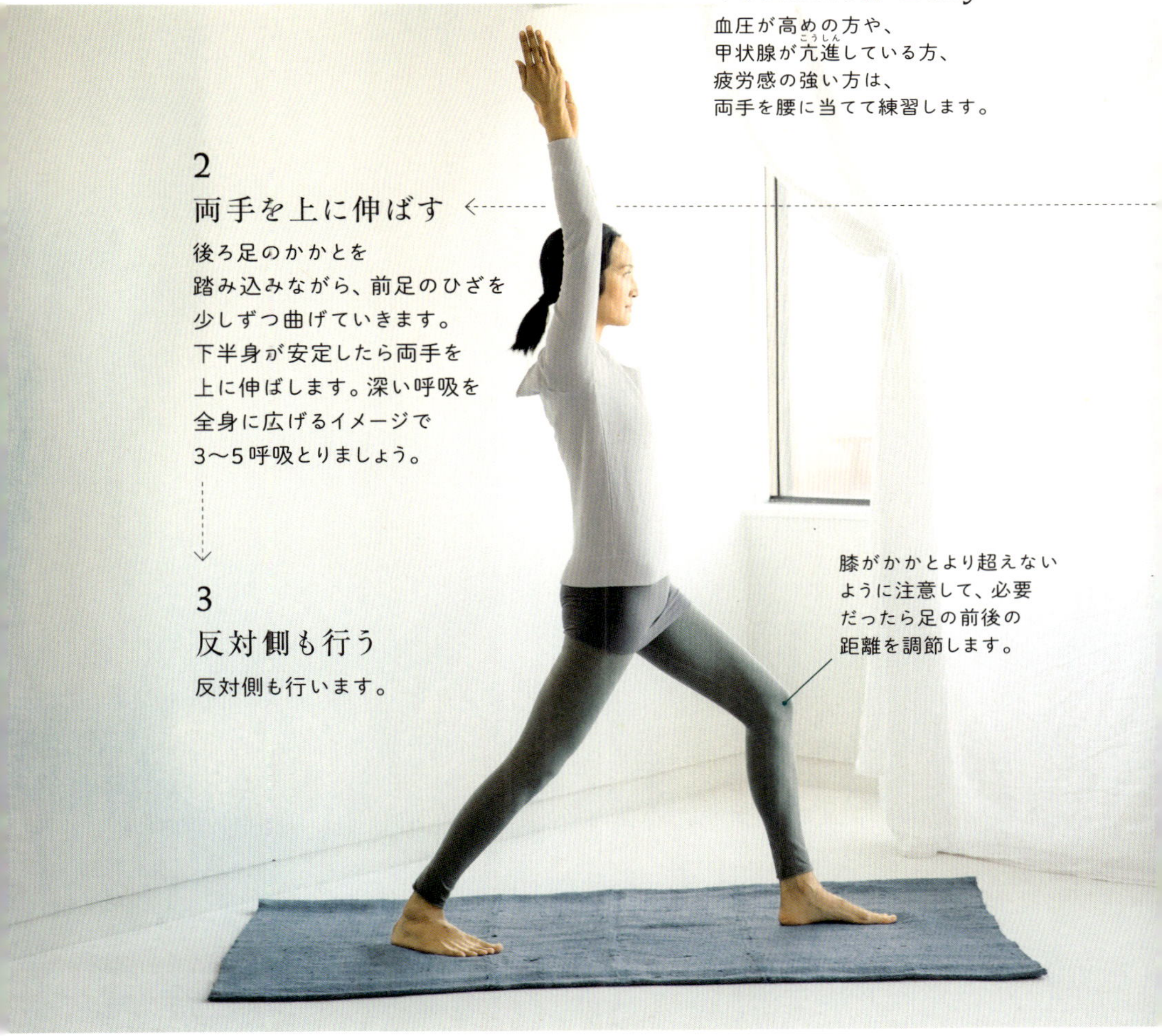

2
両手を上に伸ばす

後ろ足のかかとを
踏み込みながら、前足のひざを
少しずつ曲げていきます。
下半身が安定したら両手を
上に伸ばします。深い呼吸を
全身に広げるイメージで
3〜5呼吸とりましょう。

3
反対側も行う

反対側も行います。

膝がかかとより超えない
ように注意して、必要
だったら足の前後の
距離を調節します。

大きな流れと共にある

勇者のポーズ 2

Start Position
からだの中心を意識して立ちましょう。

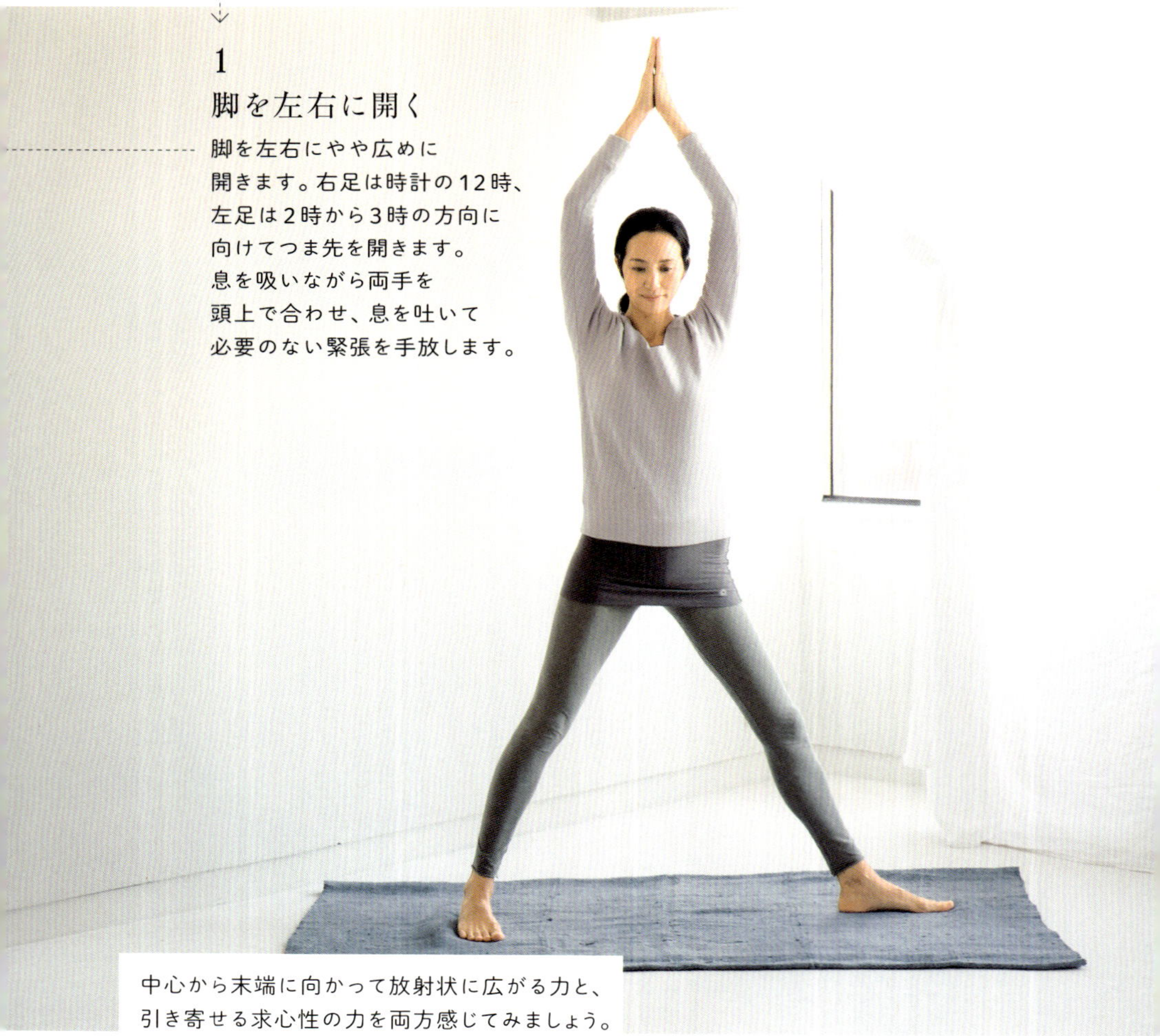

1
脚を左右に開く

脚を左右にやや広めに開きます。右足は時計の12時、左足は2時から3時の方向に向けてつま先を開きます。息を吸いながら両手を頭上で合わせ、息を吐いて必要のない緊張を手放します。

中心から末端に向かって放射状に広がる力と、引き寄せる求心性の力を両方感じてみましょう。

・血流を改善
・冷え
・股関節の柔軟性
・足腰の強化
・活性化
・アンチエイジング

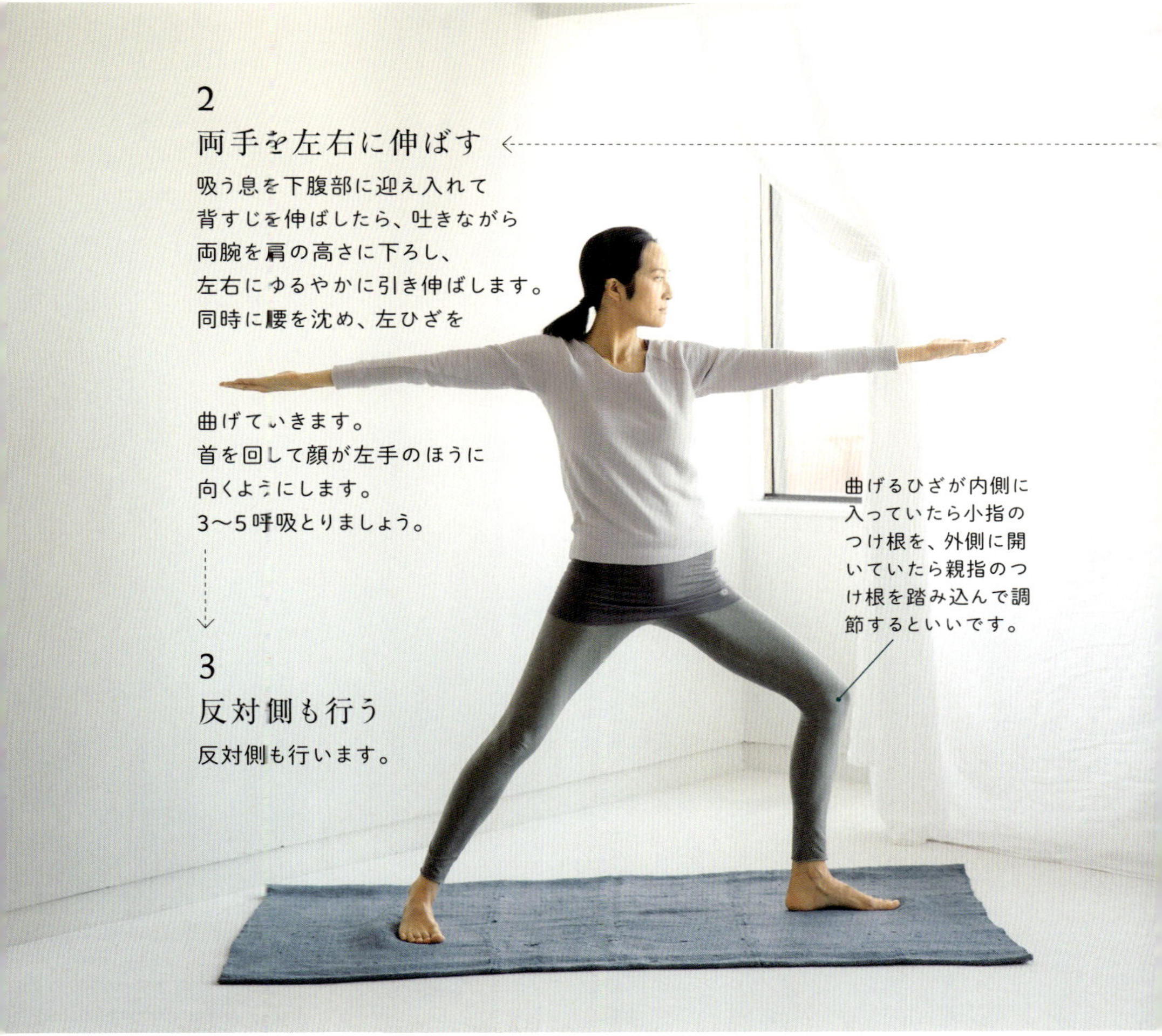

2
両手を左右に伸ばす

吸う息を下腹部に迎え入れて
背すじを伸ばしたら、吐きながら
両腕を肩の高さに下ろし、
左右にゆるやかに引き伸ばします。
同時に腰を沈め、左ひざを
曲げていきます。
首を回して顔が左手のほうに
向くようにします。
3〜5呼吸とりましょう。

曲げるひざが内側に入っていたら小指のつけ根を、外側に開いていたら親指のつけ根を踏み込んで調節するといいです。

3
反対側も行う

反対側も行います。

豊かさを迎え入れる

女神のポーズ

Start Position

からだの中心を意識して立ちましょう。

1

脚を左右に開く

脚を左右にやや広めに開きます。
右足は時計の12時、
左足は2時から3時の方向に向けて
つま先を広げ、安定させます。
右手を腰の下(仙骨)のあたりに、
左手は上に伸ばします。

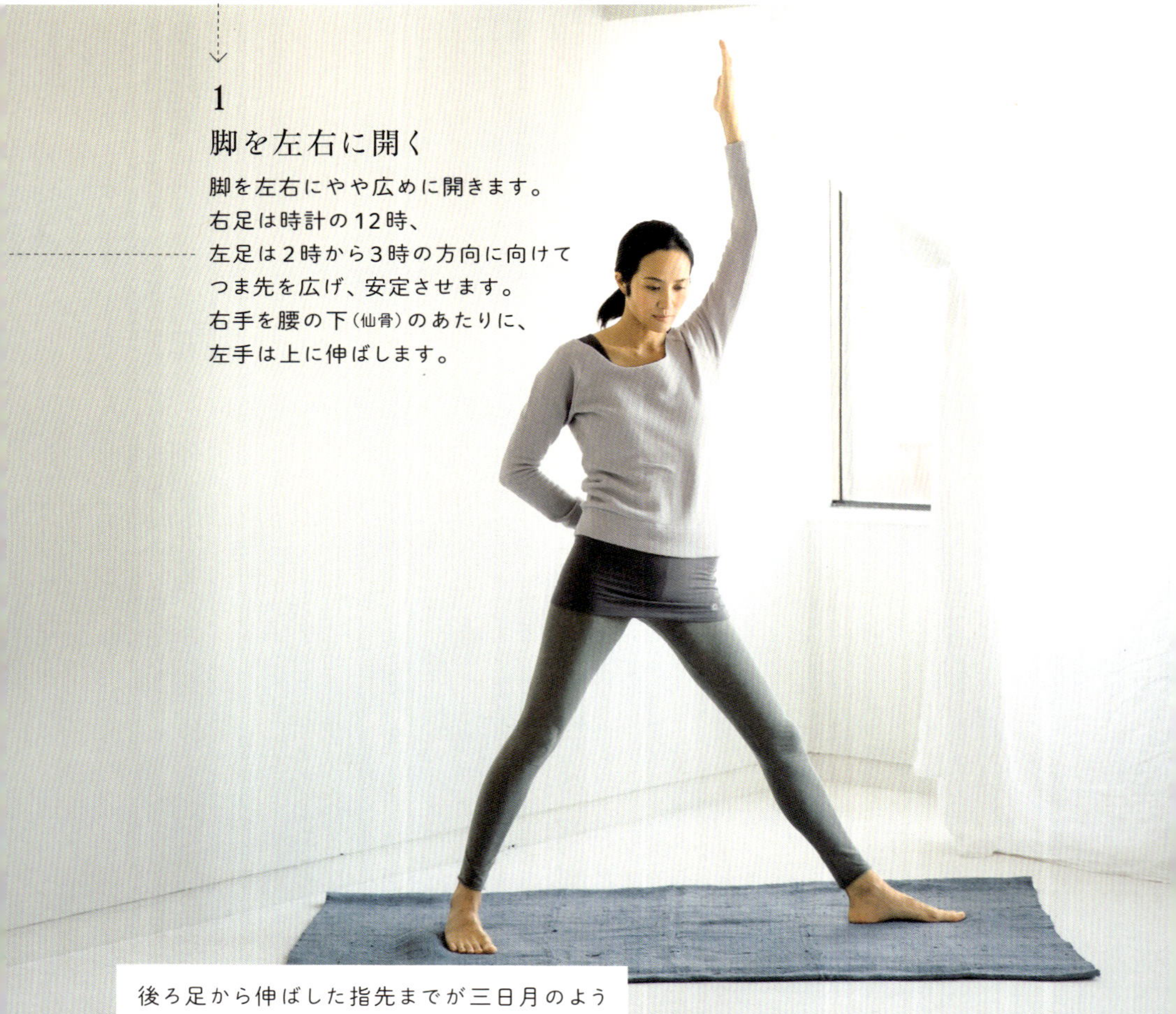

後ろ足から伸ばした指先までが三日月のような曲線を描き、ハートを開きます。あらゆる恵みに感謝を表明する美しいポーズです。

・血流、リンパの流れを改善
・冷え
・股関節の柔軟性
・リフレッシュ
・アンチエイジング
・豊かさ

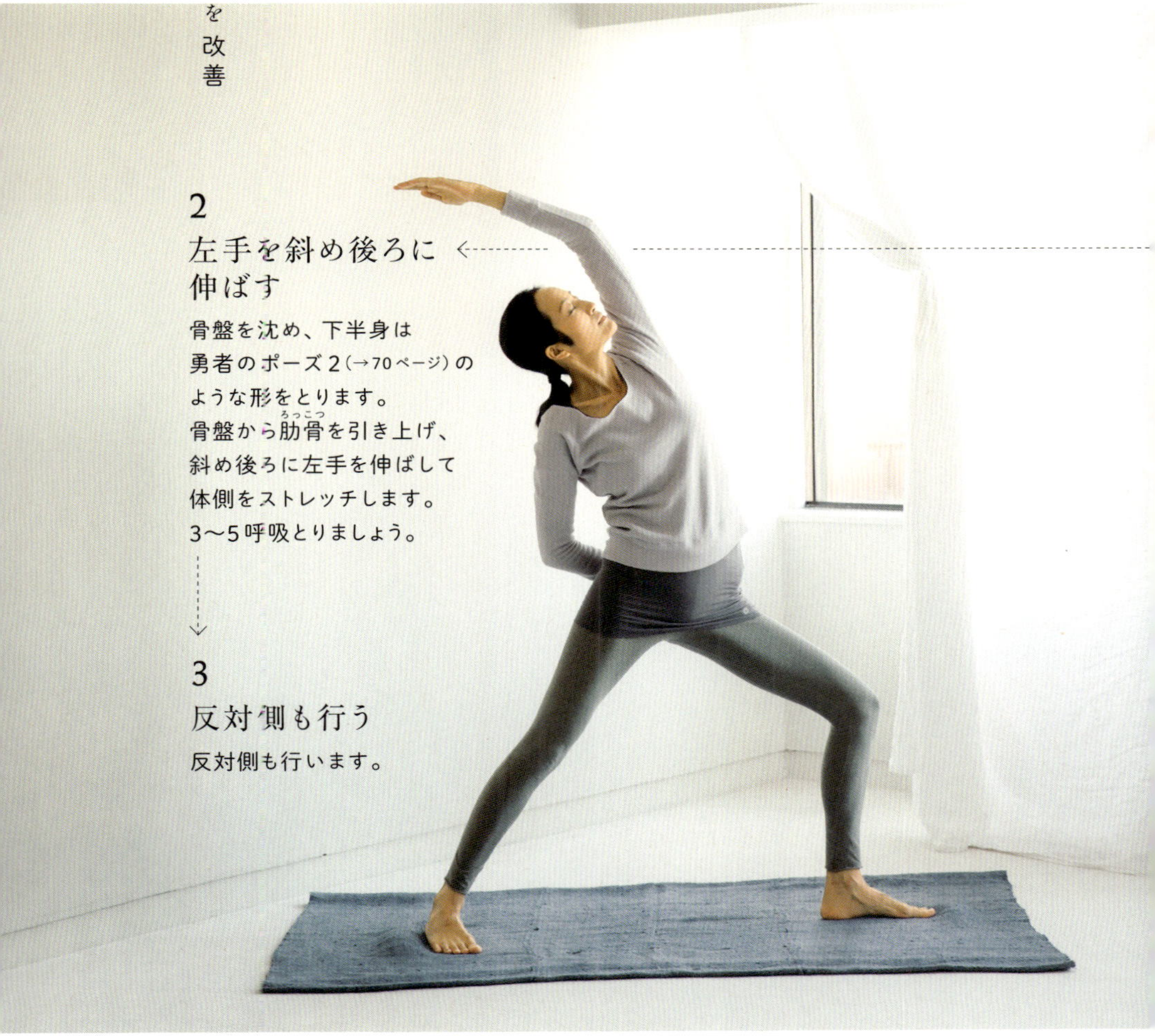

2
左手を斜め後ろに伸ばす

骨盤を沈め、下半身は勇者のポーズ2(→70ページ)のような形をとります。骨盤から肋骨《ろっこつ》を引き上げ、斜め後ろに左手を伸ばして体側をストレッチします。3〜5呼吸とりましょう。

3
反対側も行う

反対側も行います。

体幹の強化

ナタラジャーサナ

Start Position
肩が触れるほどの近さで、
壁の横に立ちます。

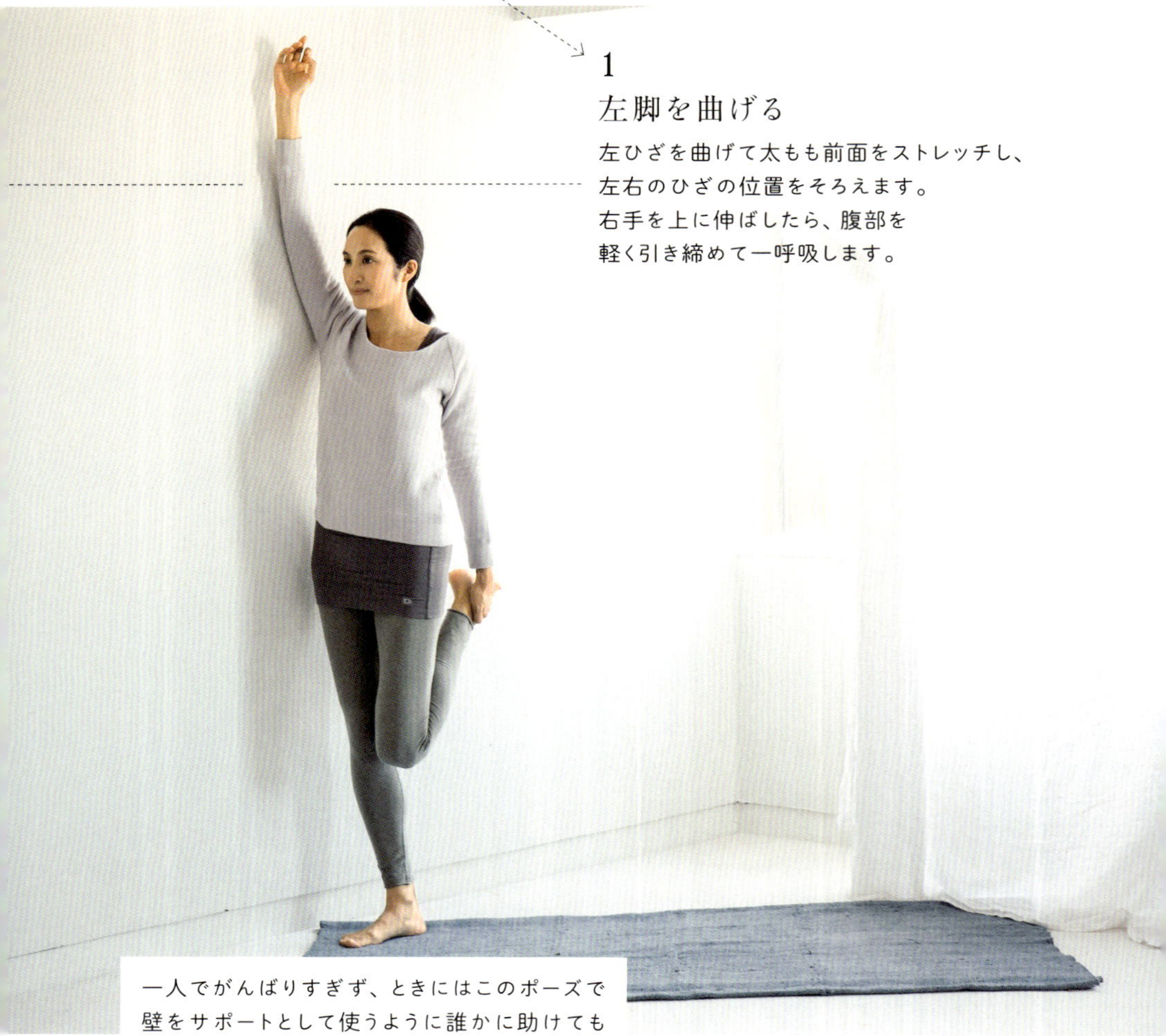

1
左脚を曲げる

左ひざを曲げて太もも前面をストレッチし、
左右のひざの位置をそろえます。
右手を上に伸ばしたら、腹部を
軽く引き締めて一呼吸します。

一人でがんばりすぎず、ときにはこのポーズで
壁をサポートとして使うように誰かに助けても
らったり、上手に手を抜いたりしてみましょう。

・バランス
・集中力アップ
・活性化
・楽しむ

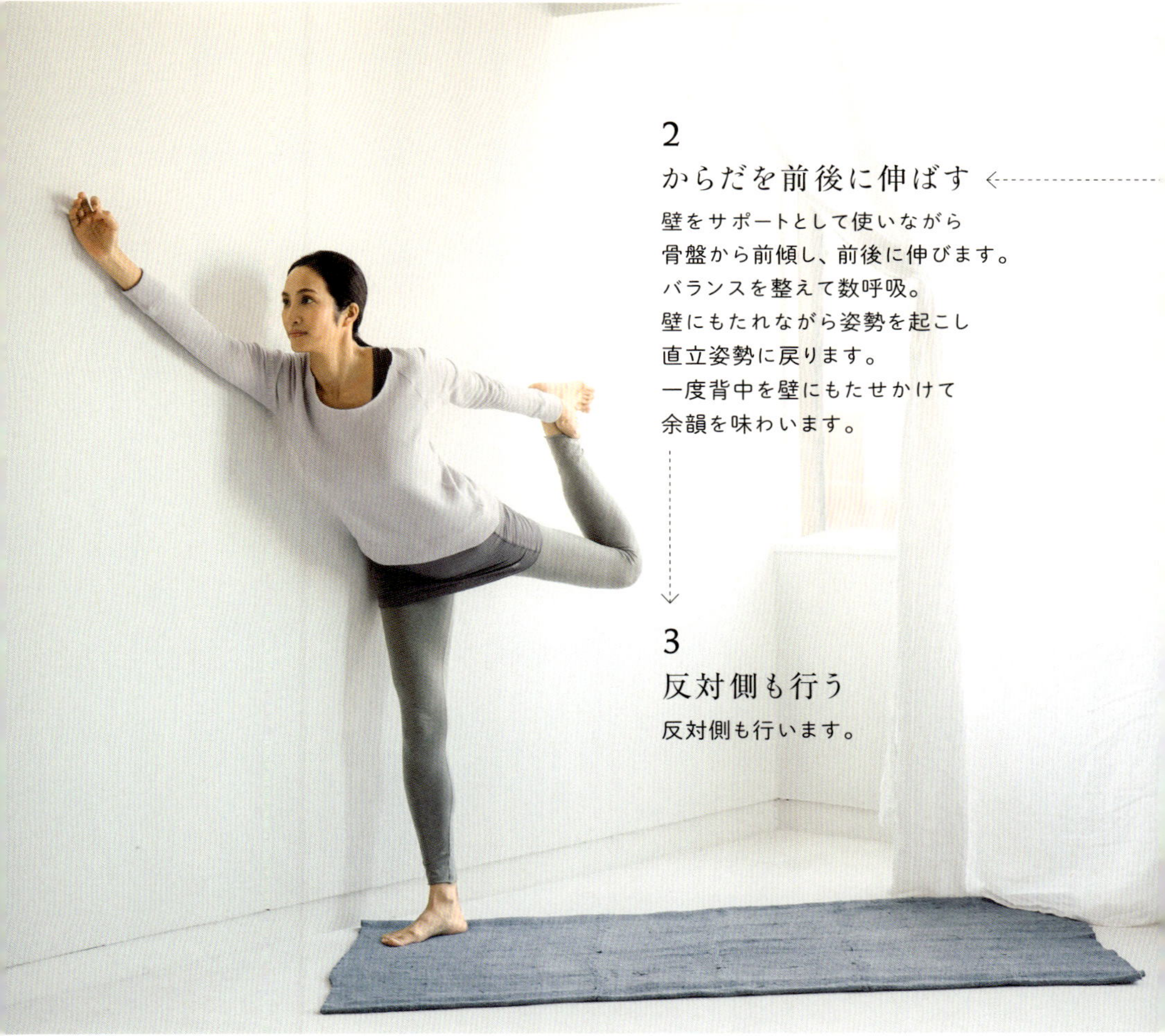

2
からだを前後に伸ばす

壁をサポートとして使いながら
骨盤から前傾し、前後に伸びます。
バランスを整えて数呼吸。
壁にもたれながら姿勢を起こし
直立姿勢に戻ります。
一度背中を壁にもたせかけて
余韻を味わいます。

3
反対側も行う

反対側も行います。

気持ちを安定させる

木のポーズ

Start Position
手が届くほどの近さで、
壁の横に立ちます。

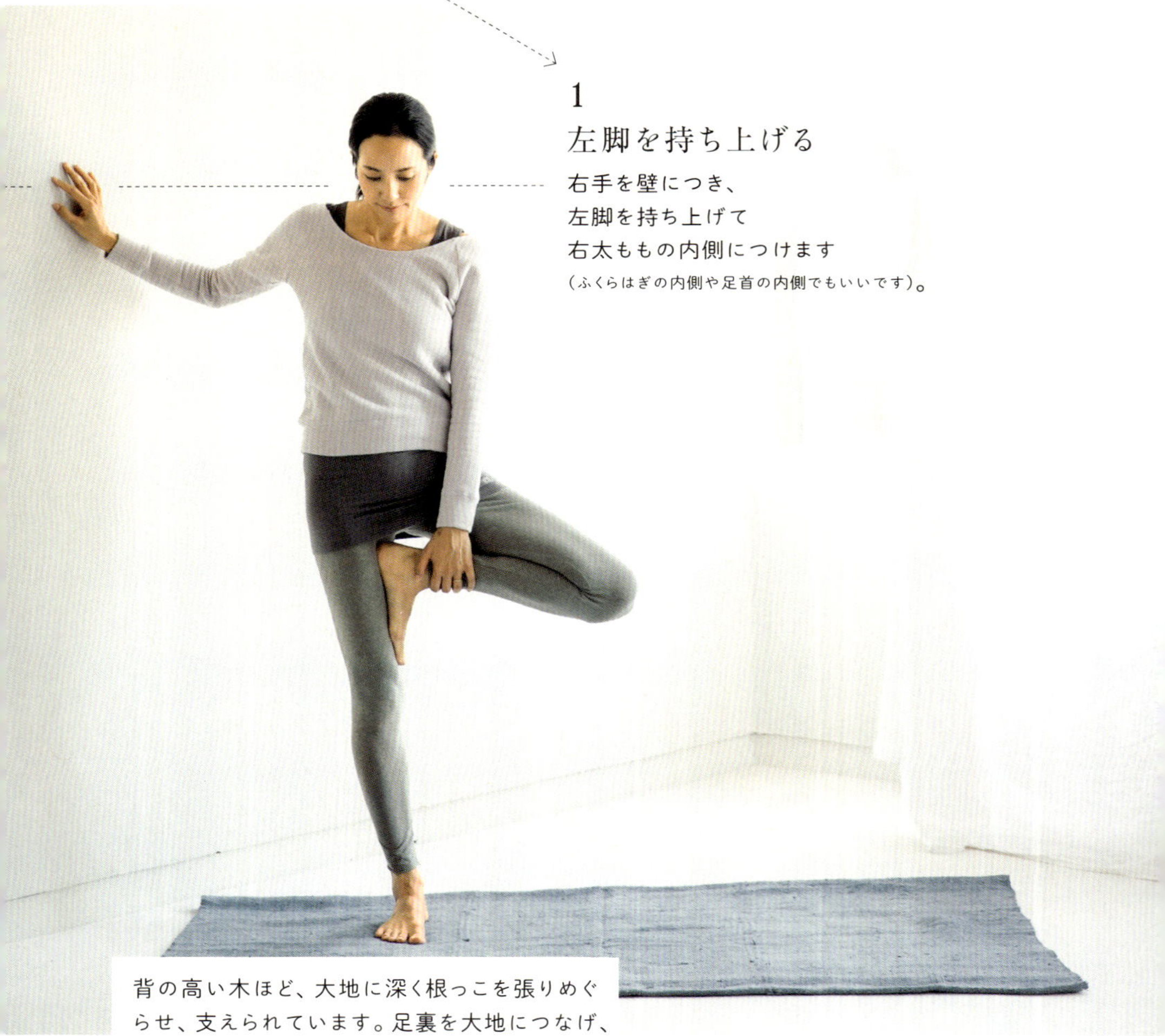

1
左脚を持ち上げる

右手を壁につき、
左脚を持ち上げて
右太ももの内側につけます
（ふくらはぎの内側や足首の内側でもいいです）。

背の高い木ほど、大地に深く根っこを張りめぐらせ、支えられています。足裏を大地につなげ、からだの中心軸を大切にしてポーズをとってみましょう。

・体幹強化
・姿勢を改善
・落ち着き
・グラウンディング（地に足をつける）

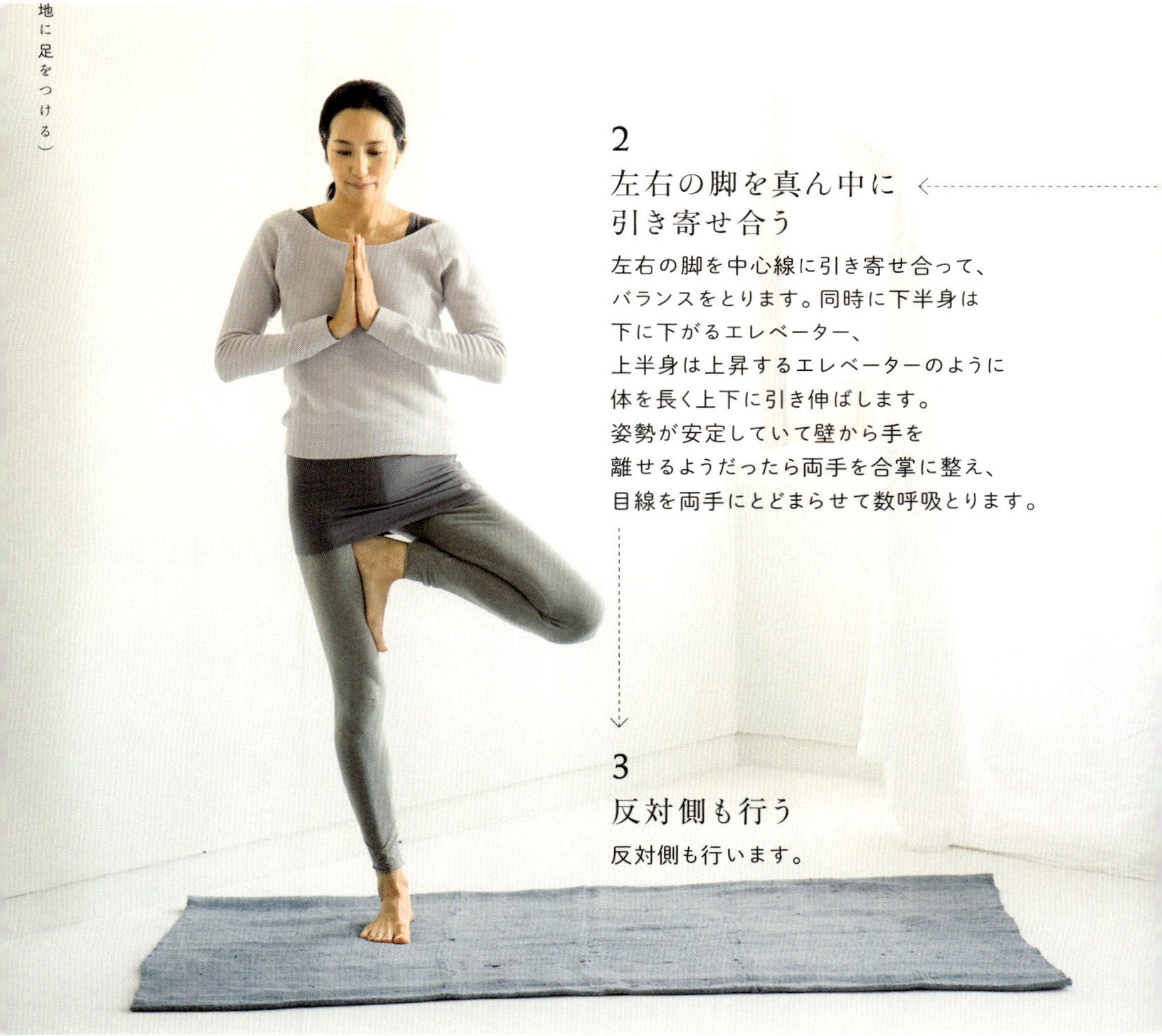

2
左右の脚を真ん中に引き寄せ合う

左右の脚を中心線に引き寄せ合って、バランスをとります。同時に下半身は下に下がるエレベーター、上半身は上昇するエレベーターのように体を長く上下に引き伸ばします。姿勢が安定していて壁から手を離せるようだったら両手を合掌に整え、目線を両手にとどまらせて数呼吸とります。

3
反対側も行う

反対側も行います。

column 3

新しい名前をつける

海外に住んでいても、意識しないと英語はなかなか上達しません。えいやっと思い立って、近所の英会話教室に通い始めました。新しいノートと、久しぶりに取り出した電子辞書を携えて赴いた初日の部屋の中には、移民の多い土地柄を反映したように、アジア人の参加者が大半でした。

自己紹介では、彼・彼女らの多くが母国語の名前の代わりに“クリスティーン”や“ロビン”などの英語名を名乗っていました。「Hi, My name is Yee Shang… please call me Christine.」といった具合にです。その日は講師のリードで、英語名を名乗る、ということについてのディスカッションがあり、母国語の名前だとカナダ人には発音しづらい、カナダの文化に融合したい、地元の人だと思われたい、などの意見が出ていました。

私自身は、両親からもらった「香」という名前が気に入っています。ただ英語圏の人には発音しにくいらしく、はじめての人は？？？という顔をします。「ニュージーランドに生えてるKauriという大きな木があって、マオリ族の人が太平洋を航海する船をつくるのに使ったのだけど」とか、「アフリカにCowryっていう小さな貝があって、貨幣や装飾品として使われていたのだけど、それと似た発音」などと回りくどく説明することがありますが、これらの単語も、本当のところは日本語とはちょっと違う発音です。

名前が通じないことが続くと凹むものですし、新しい人間関係を育むときには、名前を呼び合いたいもの。

これからも「カオーリー！」と根気強く唱え続けるか、それとも試しに発音しやすくて、同時に自分のアルターエゴを表現するような新しい名前を名乗ってみようか。KaoriのKをとってケリー？　ケイト？　などと、最近考えているのです。

part 4

一日のはじめに

Good Morning瞑想

エネルギーを満たす Good Morning瞑想

ヨガでは、心のチューニングを合わせるということを大切にします。無意識の状態だと、環境の影響を受けるがままで、嬉しいことがあれば嬉しくなる、いやなことがあればいやになる、雨が続くと気分が落ちこむ……。でも、その心の空模様は、意識的にチューニングを合わせることで選ぶこともできます。その練習を、瞑想を通じてやっていこうというものです。

瞑想の種類は、伝統的なものや、現代風に解釈したものなど無数にありますが、自分の心が整うと実感できるものが一つか二つあれば実は十分だと思います。

伝統的には、瞑想は朝行います。その新しい一日の心の舵取りをするという意味で、外の世界に照準を合わせる前に、前向きな気持ちや、やさしさ、大切にしている価値観、内なる私に触れることがポイントです。

この本では、全身をリラックスさせてからだを感じた後、呼吸を整えます。今日の一日を歓迎するイメージをして、サンカルパ（大願）を唱え、いいエネルギーとともに一日を始めます。

時間の融通がきくならポーズをとった後（↓41ページ〜）、座って瞑想をするといいです。からだのめぐりがよくなって、心がクリアな状態から始めたほうが練習のエッセンスが腑に落ちます。

座る時間がない朝は、布団の中でヒトデのストレッチ（↓44ページ）をした後に、瞑想というのでもいいですし、布団の中でからだを隅々まで感じた後、微笑みとともに深呼吸を3回するだけでもいいです。朝にっこり笑って一日を始める人と「起きたくない」「いやだなぁ」と、カース（curse:ののしり、呪い）を持ちながら一日を始める人とがいたら、どんな一日になるか、その時点で選んでいます。

自分自身が気持ちのいい状態になって、エネルギーを満たしてから一日を始めることを試してみてください。

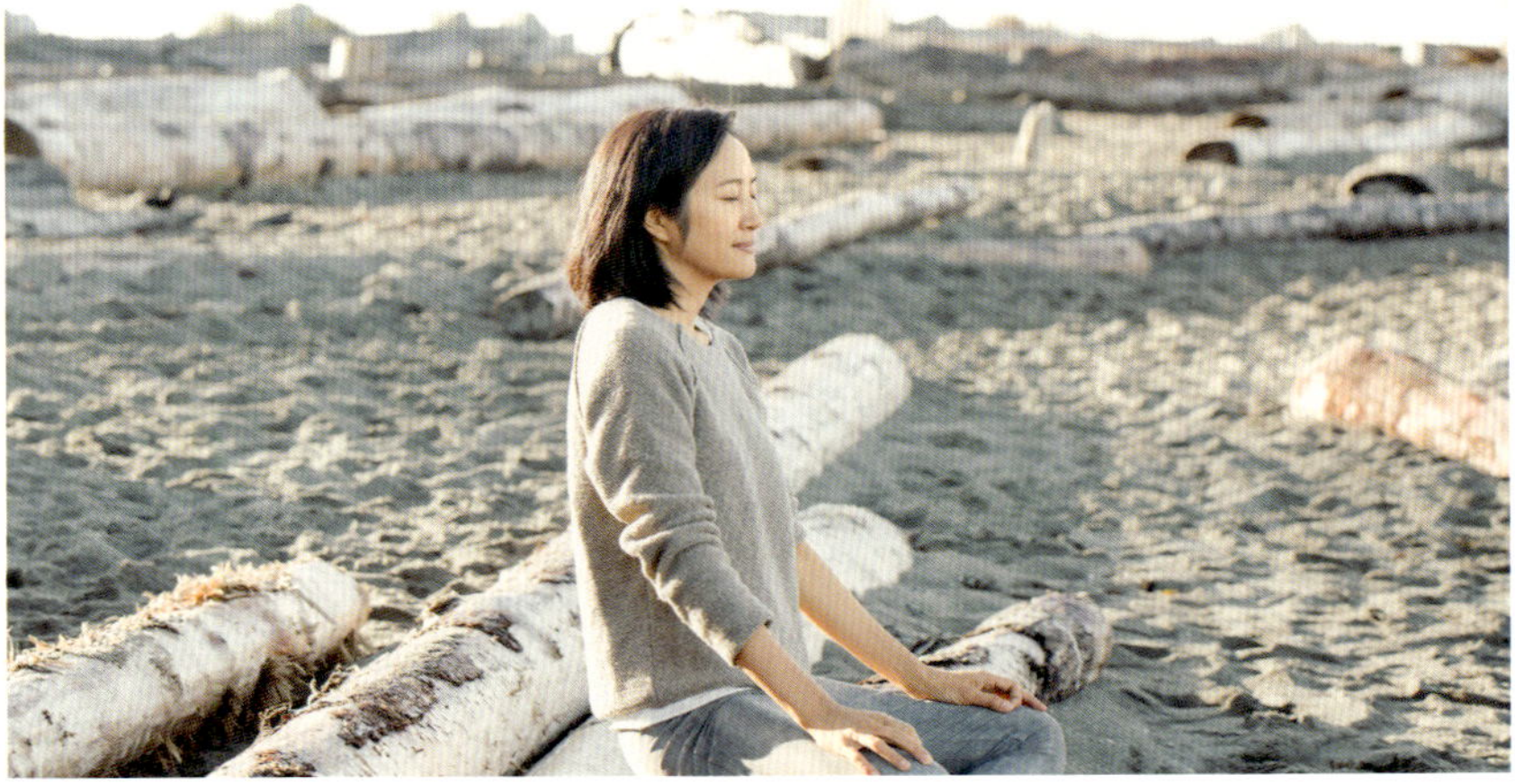

1/はじめに

ちょうどいい感じのポジションを見つけてください。

やさしく目を閉じ、まず「今ここに在る私」に
意識の焦点を合わせましょう。
あごや肩、おなかに力が入っていることに気づいたら
そこをふんわりとゆるめてみます。

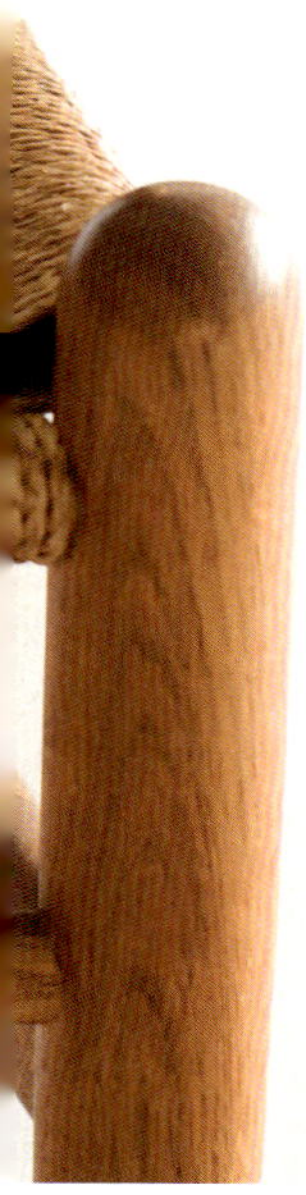

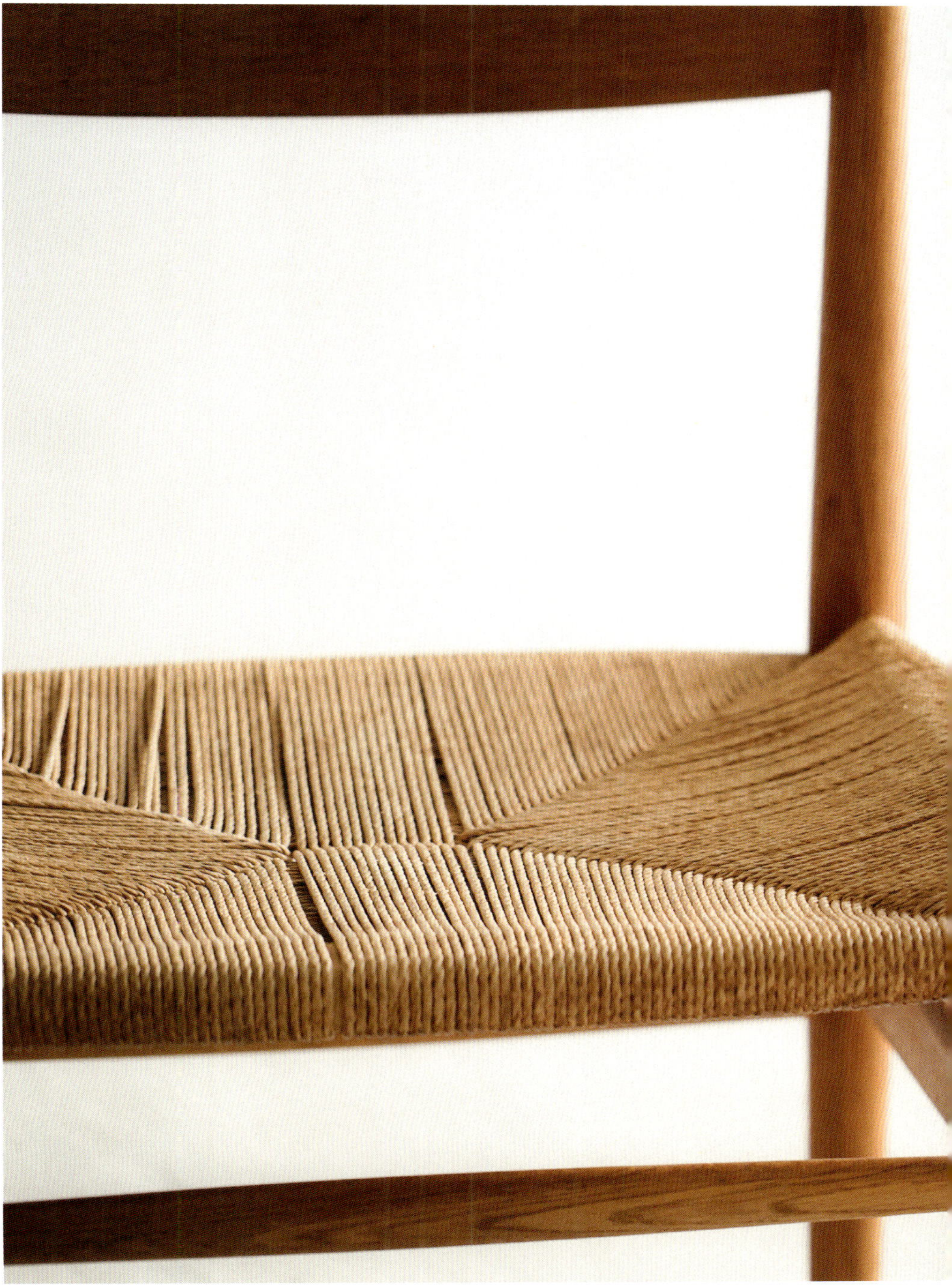

2／呼吸する

そこから
両手をおなかの上に休ませます。
息が出入りするたびに腹部が上下することと
呼吸の流れに注意を向けていきます。

無理のない
深くゆったりとした呼吸を意識します。

一つひとつの呼吸
その最初の部分　真ん中の部分　最後の部分
呼吸と呼吸の間にあるスペースに
ただ耳を澄ませます。

吸う息が満ちていく

吐く息が去っていく

その合間に訪れる静けさ

リラックスした態度とともに
呼吸の流れをただ見守ることを

気持ちがクリアになるまで
くりかえしてください。

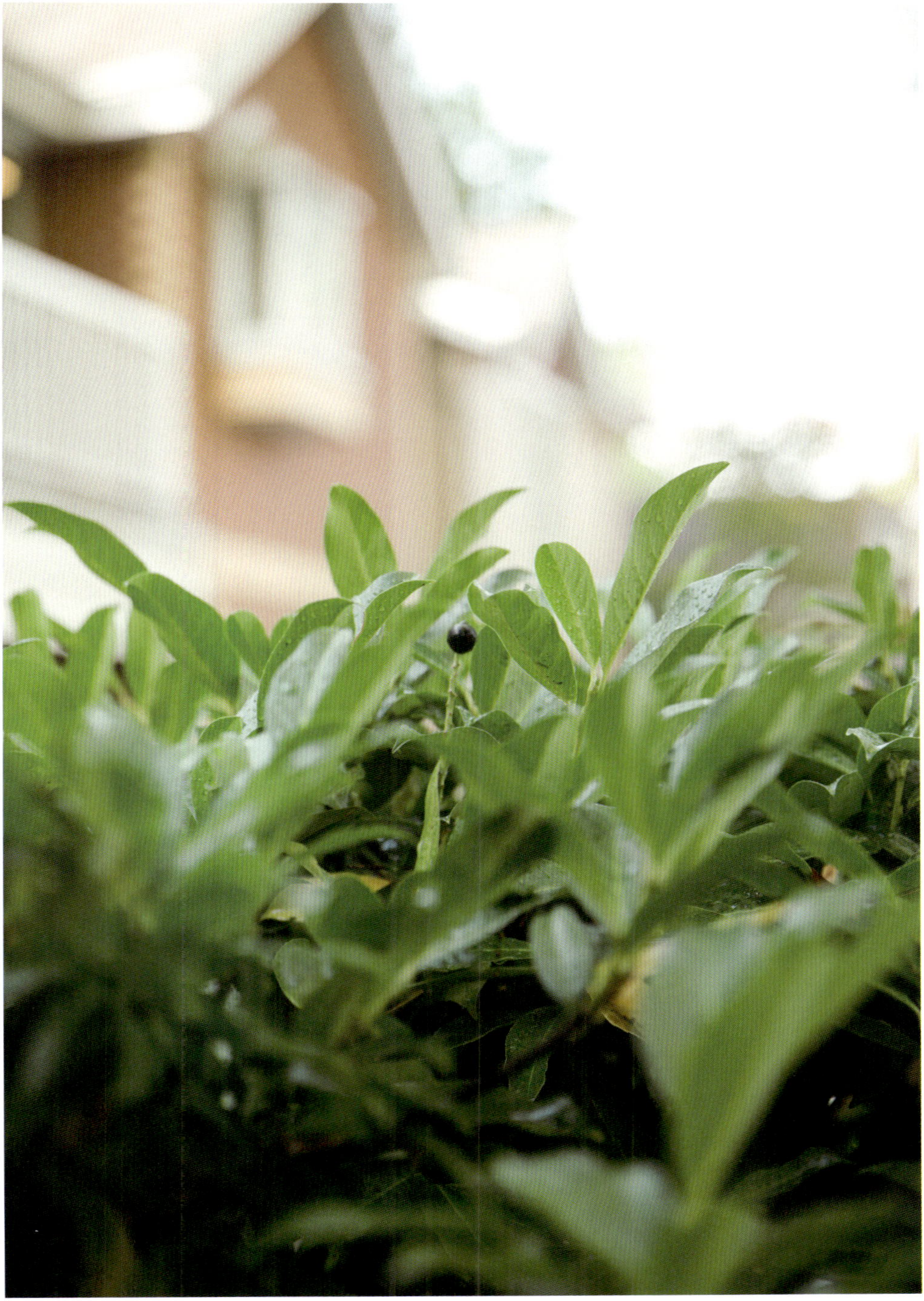

3／一日をウェルカムする

そこから
ちょうどいい感じのからだ
穏やかな呼吸への気づきを保ったまま
胸の上で合掌します。

おはよう
よろしく
ハロー
いつもありがとう

など
自分自身に向かって
出会う人たちへ
出かける先の空間へ
今日という一日へ
↖

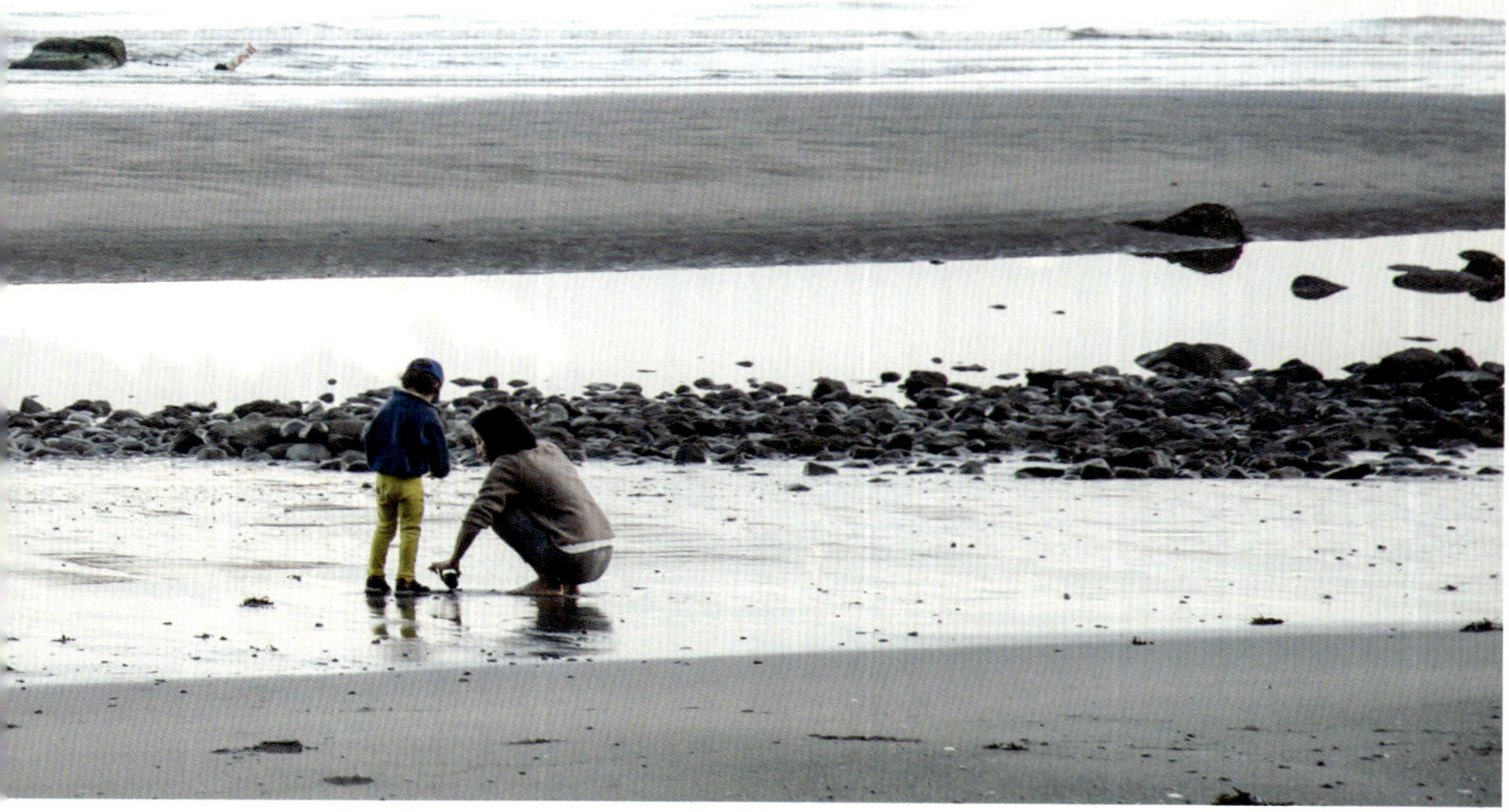

心の中であいさつの言葉をつぶやきます。

まず自分のほうからハートを開き
前向きな関係性を提案することから
今日一日を始めていきます。

もう十分できたかな、と思ったら
にっこり微笑んでみましょう。

微笑みとともに深い呼吸を
もう一つ味わいましょう。

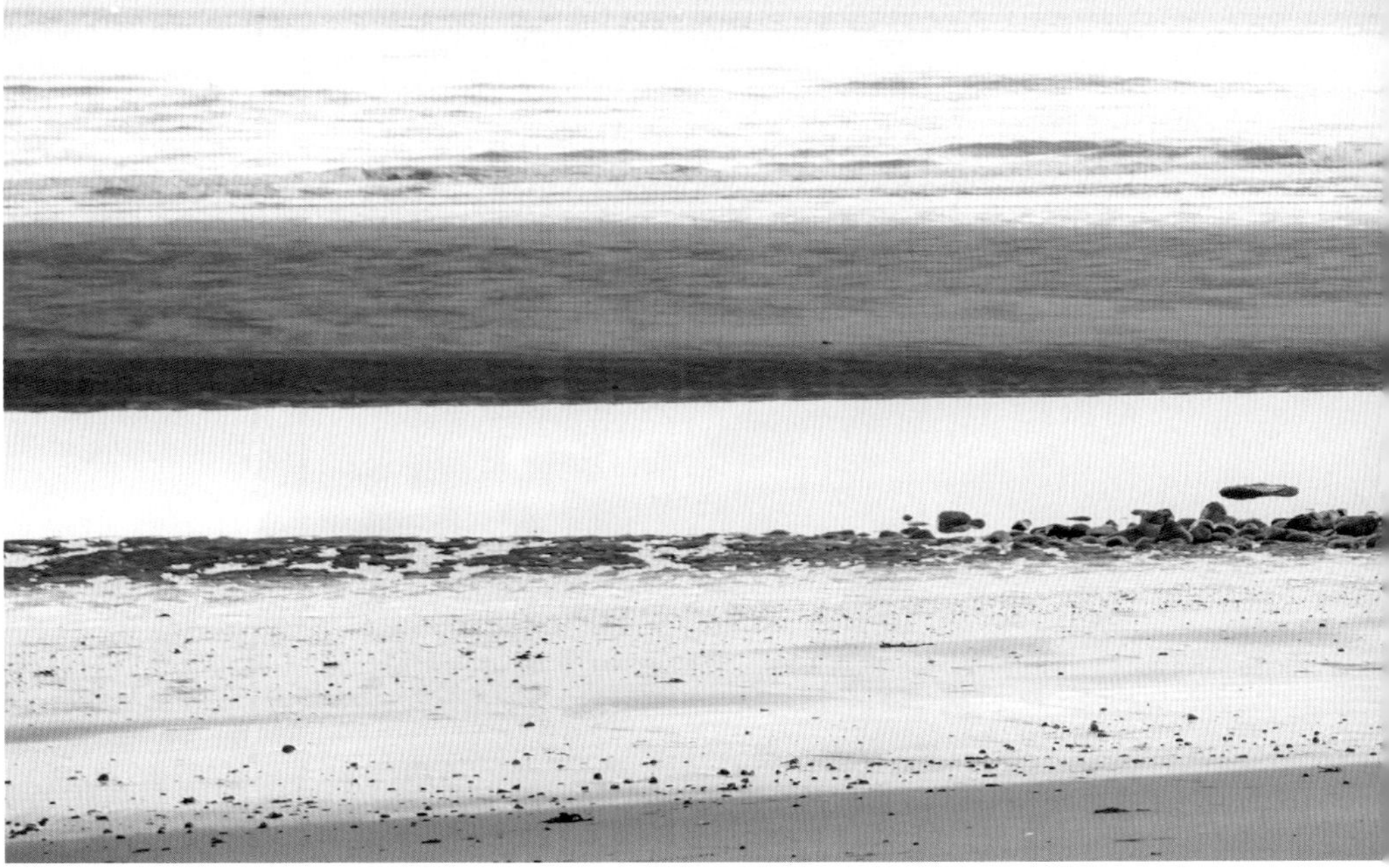

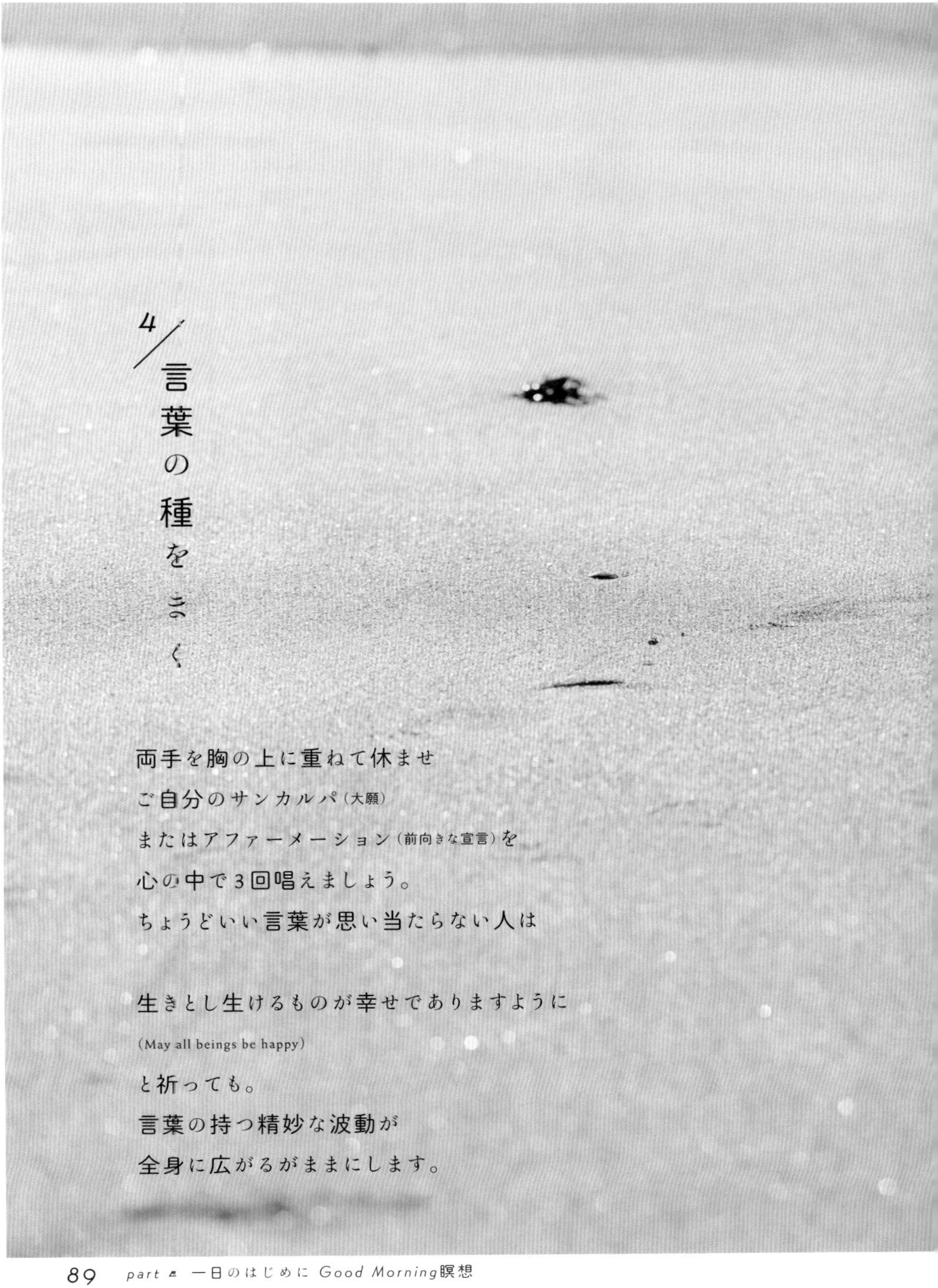

4／言葉の種をまく

両手を胸の上に重ねて休ませ
ご自分のサンカルパ（大願）
またはアファーメーション（前向きな宣言）を
心の中で3回唱えましょう。
ちょうどいい言葉が思い当たらない人は

生きとし生けるものが幸せでありますように
(May all beings be happy)
と祈っても。
言葉の持つ精妙な波動が
全身に広がるがままにします。

5／おわりに

練習の最後に
穏やかな呼吸をもう一度。

一日を始める準備ができたら
指先、足先を少しずつグーパーに動かしてみます。

よかったら、両手を頭上に伸ばし大きな伸びを。

少しずつ目を開けたり閉じたりして
外の光を入れていきます。

よい一日をお過ごしください。

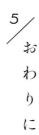

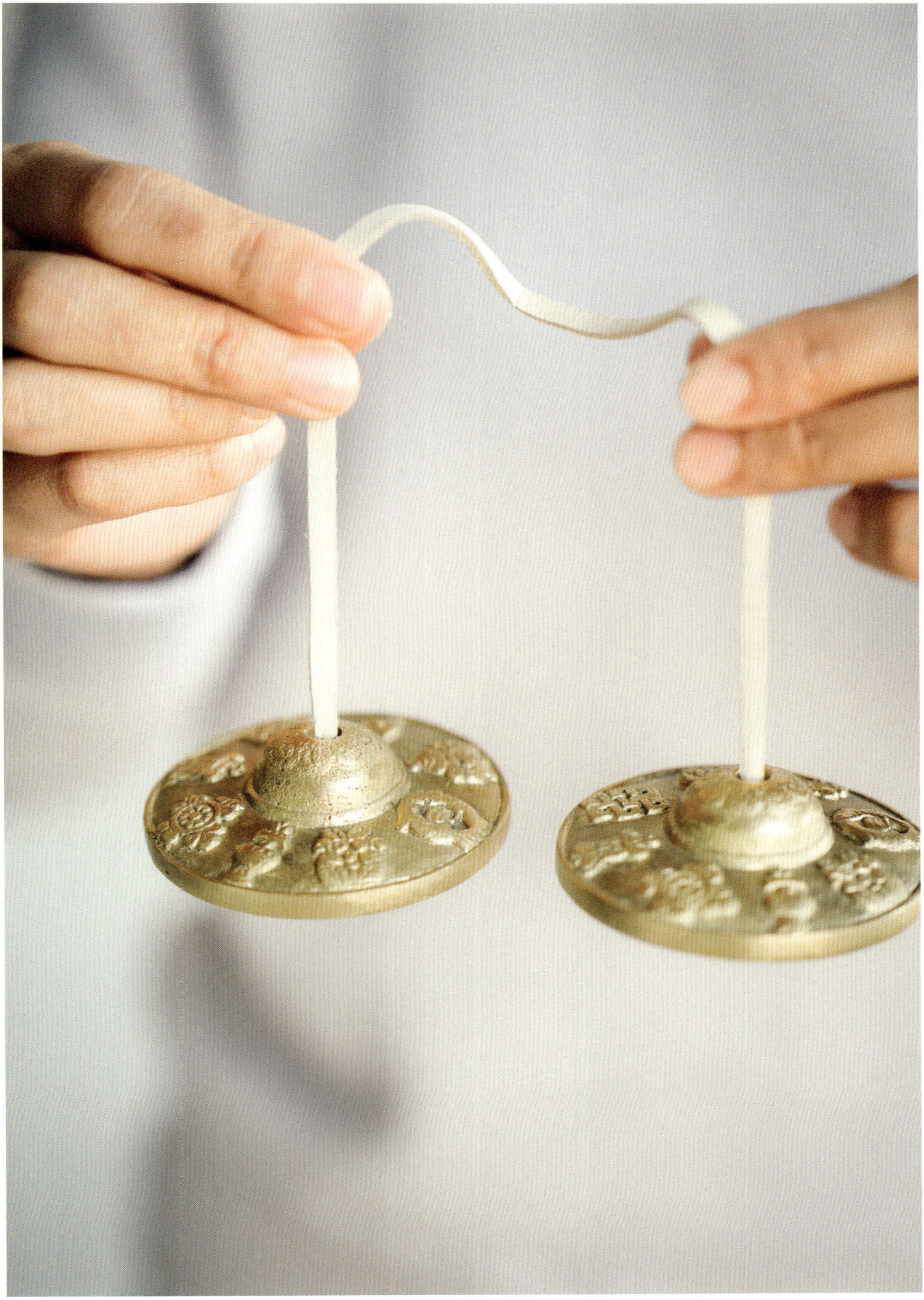

一つの動線の上で、洗濯物を移動させて、床に落ちているゴミを拾い、トイレを済ませて……という生活が続いています。そんなある日、「足の爪を切ることが難しいくらい忙しい」という、今の自分の状態を表現するのにぴったりの言葉が浮かび、苦笑いしました。

この頃、お兄ちゃん、大きいほうのトイレのときはママに近くにいてほしいのです。「ママ〜、出た〜。お尻拭いて！」と呼ばれるまでのわずかな時間に、隣の部屋でヨガや深呼吸をします。午後の娘ちゃんの昼寝タイムには、夕飯の準備を後回しにして、バスタブにお湯をためて一人でお風呂に入ることも。カナダの浴槽は浅くて長いので、両足を伸ばすことができます。前屈、後屈、背骨をねじるポーズ、と入浴しながらヨガを練習したりもします。

そんなふうに、少しの時間でも自分の魂を滋養することを実践しています。この本に書いたものはすべてそのような提案ですが、以下は収録できなかった自分がハッピーになる些細な事柄のリストです。何に喜びを感じるかは人それぞれですが、あなたの喜びを見つけるヒントになりますように。

・ペディキュアを塗る
・ボディローションを塗る
・アロマをディフューザーで焚く
・マッサージ、鍼灸《しんきゅう》を受ける
・家族や友だちと電話する
・チョコレート専門店へ行く
・ローズマリーの精油でヘッドマッサージ
・フラワーエッセンスやローズウォーター
・季節の果物
・足湯に入る
・眉毛を整える
・洗顔後に顔のマッサージ（ローズヒップやラズベリーシード油で）
・ポッドキャストやオーディオブックを聞く
・無塩バターからギーを作る
・寄付しているNPOの活動報告を読む
・子どもの寝顔を見る
・靴下や肌着を新調する
・歯をクリーニングする

part 5

心に
ポジティブな
種をまこう

心とからだを
滋養する
ライフスタイル

ヨガでは、朝は一日の吉祥を呼び込む大切な時間だと考えられています。寝ている間の重だるさをすっきりさせて、よい気を呼び込む鍵となる時間でもあります。

目が覚めるたび、私たちは新しい一日を生きています。その新しい一日がどのように展開するかは、朝時間の過ごし方に大きな影響を受けているのです。朝の呼吸、Good Morningヨガ、瞑想を習慣にしつつ、忙しい生活の中でも、きげんよく過ごせる時間が増えるように工夫することは自分自身への助けとなります。私が日頃実践している少しの時間でも心を滋養することや、アーユルヴェーダで考える時間帯のエネルギーに合った過ごし方をご紹介します。

これらのtipsの中には、食べることや肌に触れること、見ることなどもあります。一つの考え方として、私たちは日中五感を通じて環境からエネルギーを摂取しており、目で見るもの、口で味わうもの、鼻で嗅ぐもの、肌に触れるもの、耳にする言葉を意識することが大切だといわれています。朝から夜までの日常生活のヒントを全部行うと大変ですから、自分が取り入れて気持ちのいいことをピックアップしてみてください。

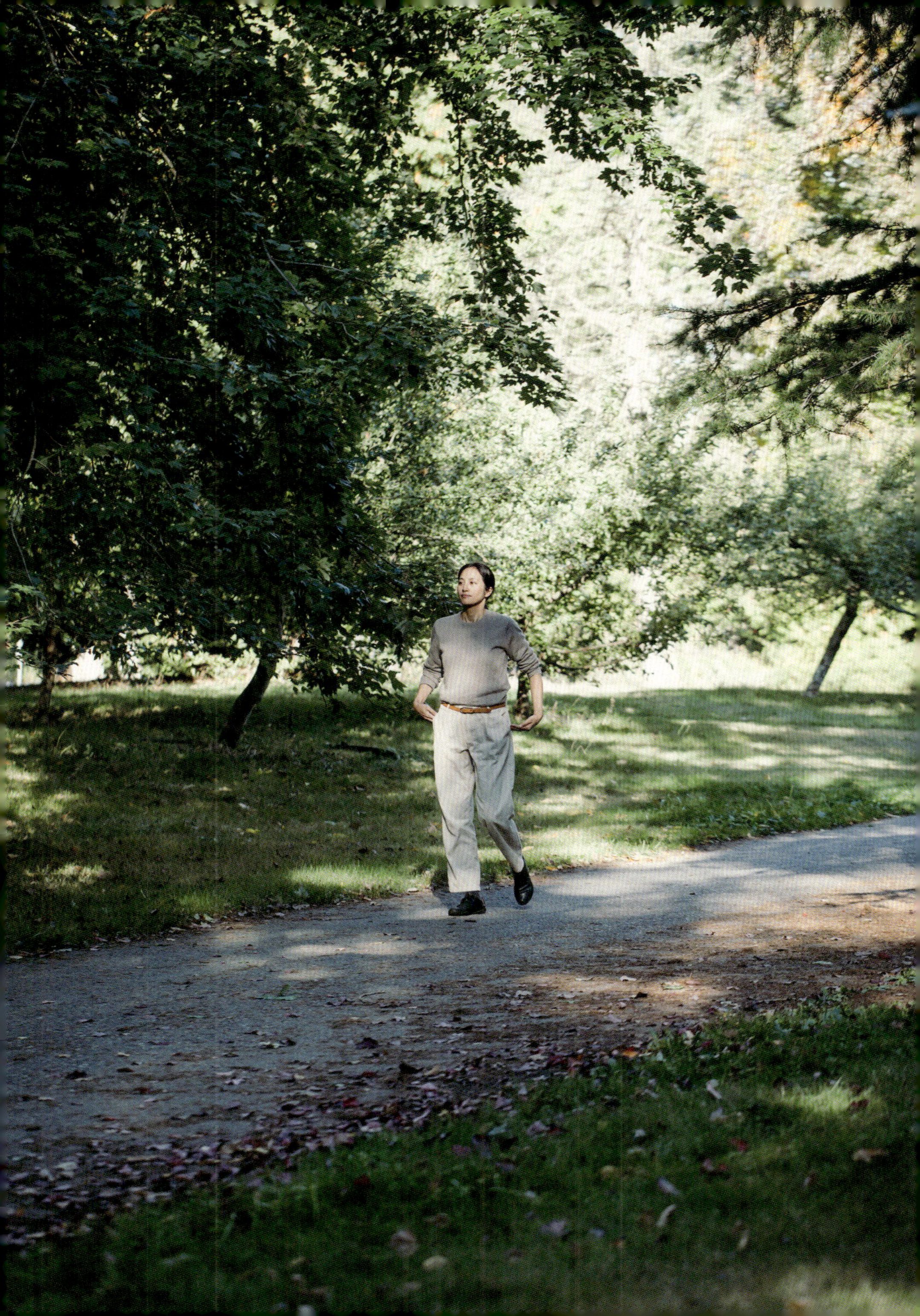

朝の種1

起きぬけの時間は、からだも心も重だるいもの。新しい一日をウェルカムする儀式として、植物の花や根などを凝縮した精油（エッセンシャルオイル）を使ったアロマシャワーをします。浴室の床に好みの精油を数滴垂らし、やや熱めのお湯で蒸気を発生させます。精油の成分が揮発して浴室いっぱいにさわやかな香りが広がるなかで、美味しい深呼吸をどうぞ。

寝ている間にこわばった背中や腰のあたりに温かいお湯をあてるのは、気持ちがいいものですし、眠気もさっぱり晴れて爽快になります。夜の入浴時のようにからだじゅうくまなく洗う必要はないので、ものの数分です。

ここで使う精油は、アロマテラピーで使われる植物の知性が宿った純正のエッセンシャルオイルがよいでしょう。ローズマリーや柑橘《かんきつ》系のベルガモットは、やる気が出ない朝にやさしく元気づけてくれます。檜《ひのき》や松（Pine）は森林浴をしている気分に。感染症が流《は》行《や》る冬の季節は、不老不死の霊薬と呼ばれるトゥルシー（Holy Basil）もよく使います。汗ばむような暑い季節には、冷涼感のあるミントやハッカ、グレープフルーツなどがさわやかです。女性性を祝福したい朝はゼラニウムローズやクラリセージなど。多数の選択肢がありますが、香りは鼻から脳の辺縁系に直接作用するプリミティブなもの。一つの正解はなく、自分が気持ちよく感じられるものを探してください。

一日をウェルカムにするアロマシャワー。
部屋もさわやかな香りに。

＊交感神経を優位にしたい朝は少し熱めのお湯を、夏は温度を下げて微調整してください。

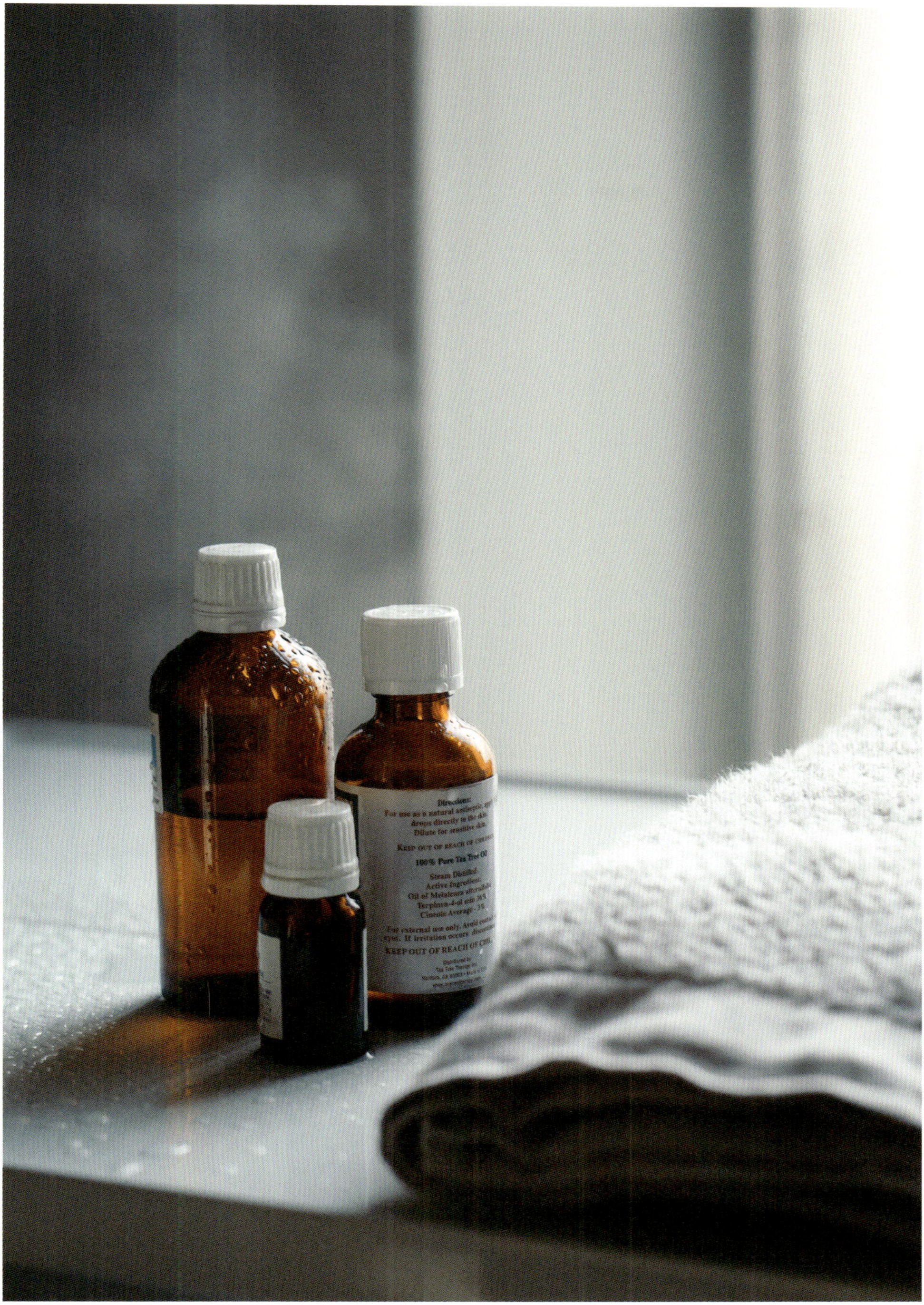
100% Pure Tea Tree Oil
Steam Distilled
Active Ingredient

朝の種2

皮膚と腸は一つの連続ですから、口に入れるものを選ぶように肌に触れるオイルも良質なものを選ぶようにしています。温めた白ごま油を使ったオイルマッサージは、効果を感じやすいセルフラブの方法の一つ。

洗面所で衣服を脱ぎ、温めたオイルを手にとって末端から中心に向かってやさしく塗ります。両手をやわらかく大きく使って、手のひらで触れているところを感じ取り、オイルの成分を送り込むようなイメージです。特に冷えているところ、ゴワゴワ感があるところ、乾燥しているところにはオイルを丁寧に重ねます。時間があれば塗布した後15分ほど肌に浸透させ（食べさせて）、温かいシャワーで流します。少しオイルが肌の表面に残っている状態がいいのですが、石鹸を使うようだったら、油分を奪いすぎないものを使うようにします。全身がしっとりぽかぽかになります。全身をオイルマッサージする時間はないけれど、少しだったらできる、という朝はポイントだけオイルを塗っても。冷えや乾燥の性質（ヴァータ）は、下半身や節目に溜まりやすいので、腰のあたり、下腹部、ひざや足首だけに塗ってシャワーを浴びます。もっと時間がない朝は、着替えるときに手のひらでからだを「よしよし」するようになでても。何かしらの形で、まずからだがきげんよくあることを大切にして一日を始めると、そのやわらかなエネルギーが受容体となって、その日一日に吉祥を呼び込むような気がします。

からだをしっとりさせるオイルマッサージ

＊月経中、発熱時、体調が悪いときは行わないでください。
＊白ごま油は、小鍋に入れて加熱処理すると、吸収されやすくなります。

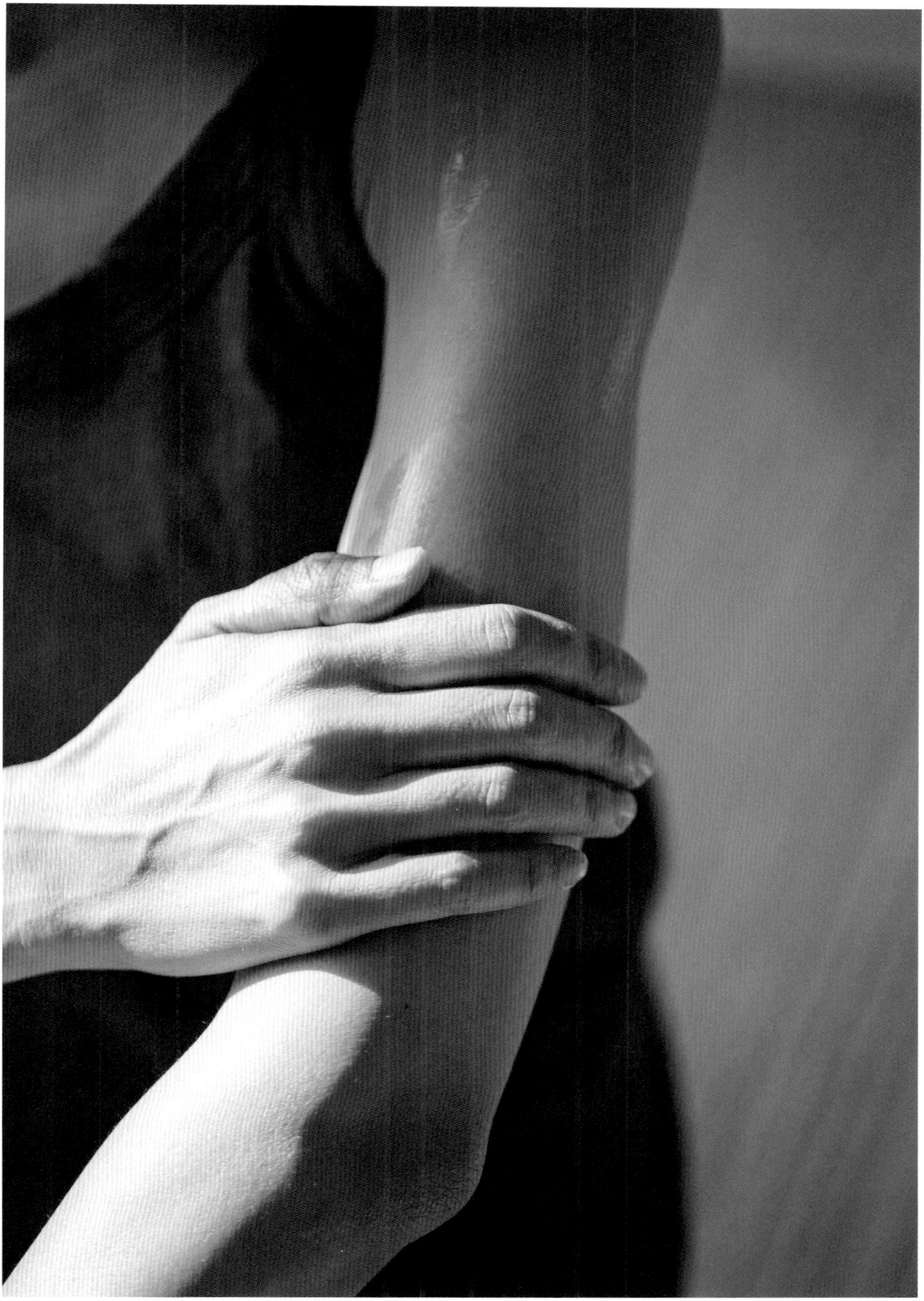

朝の種3

私たちは五つの知覚器官を通じて、自分を取り囲む環境とコミュニケーションをとっています。目、耳、肌、舌、鼻は世界と出会う窓のようなもの。一日を始める朝に、これらの器官をクリアな心地のいい状態に整えましょう。

アレルギー由来のこともあるので一概にはいえないのですが、ケアをすることで生活の質が改善するのが鼻の詰まりです。定期的に運動することや、朝シャワーを浴びること、消化にやさしい食事を心がけることもいいですし、もう一つ簡単にできるのが、マグカップにお湯を注いで鼻をスチームする方法です。

大きめのマグに熱々のお湯をたっぷり注ぎます。頭に大きめのタオルをかぶって、熱くないところまで顔を近づけて目を閉じます。蒸気を吸い込むように鼻から吸って、口から吐きます。ユーカリプタスやティーツリー、レモンなどの精油があれば、それらを一滴加えても（この場合、香りが移らないようにステンレスのボールなどでも代用可）。その後、やさしく鼻をかんでください。

特に子どもが小さいときは、上手に鼻をチーン！とかめるようになるまで、鼻詰まりから中耳炎になりやすいもの。わが家も上の子が小さいときは、保育園が終わったあとに耳鼻科に通っていました。マグでのスチームは、やけどしないようにそばで見守りながら子どもにやってもらっても。他にも鼻うがい*や、綿棒に白ごま油をたっぷりつけたもので鼻の内側を掃除することもいいようです。

鼻を通して、器官をクリアにする

＊鼻うがい→24ページ

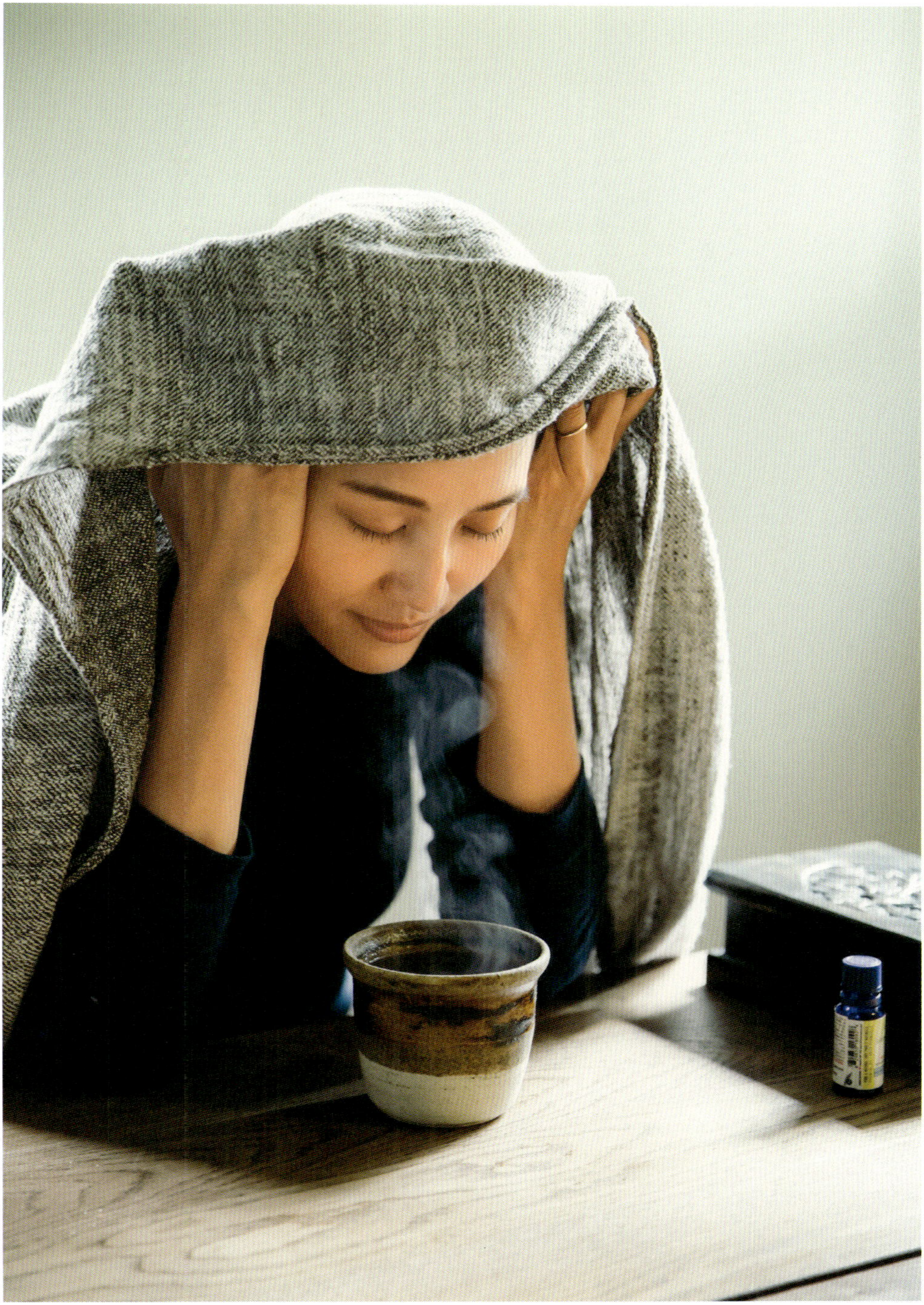

朝の種4

妊娠時や授乳時にはカフェインやアルコールの摂取を控えますよね。でもそれより前の時代にワインを飲んだり、コーヒーを楽しんだり、を味わった身としては、この時期にも飲みものでエイっと景気づけしたい気分の日もあるのです。ザクロジュースをノンアルコールビールで割ったり、ココナッツミルクと生甘酒とシナモンでメキシコ風のドリンクを作ったり……と実験をしていました。

北米で人気のアップルサイダービネガーは、りんごの果汁をそのまま発酵させた非加熱の酢です。リンゴ酸を豊富に含み、腸内の善玉菌の増殖を促進するとか。また、骨や筋肉の健康を維持するカリウムやマグネシウムが豊富に含まれ、血糖値を安定させることや、ダイエットへの関連なども指摘されています。

このアップルサイダービネガーにメープルシロップを加えて甘味を足したものにお湯を注いで飲むのが、最近のお気に入り。カナダの特産品、砂糖楓《かえで》の樹液を煮詰めたメープルシロップは54種類ものポリフェノールを含み、色の濃いほうがミネラルが豊富に含まれているそうで、ついついたっぷり入れてしまいます。甘酸っぱくて、飲むと内側からからだがポカポカして、元気が出てきますよ。

産後の授乳中はベビーに養分を吸い取られて、母体のビタミン・ミネラルは不足しがち。自己暗示的なところもあるのですが、手を替え品を替え「なんだかよさそう」に感じられることを試しています。

エイッと景気づけ！
アップルサイダービネガードリンク

＊アップルサイダービネガーは、輸入食材店や自然食品のお店などで購入できます。

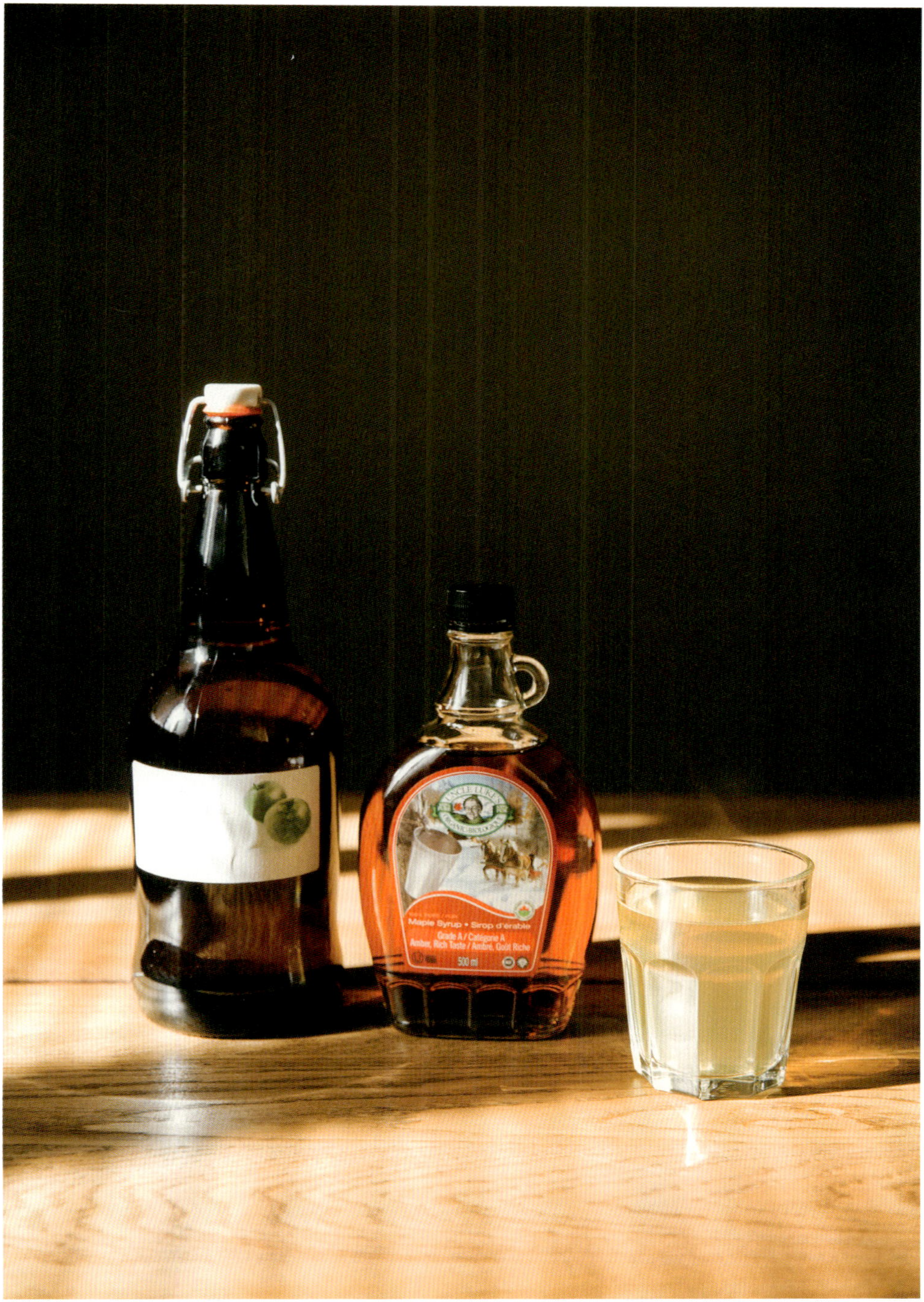
Maple Syrup • Sirop d'érable
Grade A / Catégorie A
Amber, Rich Taste / Ambré, Goût Riche
500 ml

朝の種5

わが家の朝ごはんは、しばらく胚芽米、味噌汁、納豆（+ちりめんじゃこ、海苔、キムチ、亜麻仁油）という鉄板の組み合わせだったのですが、住む場所や家族の状態によってベストだと思っていたことも変化します。引っ越し先のカナダでは、納豆は貴重な食品になり、毎朝は食べなくなりました。

最近はセロリやたまねぎをベースに、季節の野菜を煮込んだホットスムージーのようなスープを作っています。味つけはブイヨンや白味噌だったり、ベーコンやハムを刻んで加えたり。キヌア、アマランサス、ハトムギなどの雑穀を入れると栄養価も上がりますし、プチプチした食感も楽しいです。こちらの人は全粒の穀物を固めたシリアルをよく食べるので、これに温めた牛乳をかけたりもします。

メキシコが比較的近いせいでしょうか、美味しいアボカドが手に入るので、アボカドトーストを作ることもあります。トーストにギーを塗って潰したアボカドをのせ、アーモンドやヘンプナッツ、ヒマラヤ岩塩にEXVオリーブオイルをたっぷり垂らします。ギーの代わりにひよこ豆のペーストを塗っても美味しいです。一日の最初の食事は、たんぱく質や良質の脂質を含むものをとると血糖値が安定して、午前中も元気に過ごせます。とはいえ、あまりストイックになりすぎず、週末は近所の店へブランチに行くことも。ブルーベリーをのせたパンケーキや卵料理、搾りたてのジュースなどボリュームのあるメニューを楽しんでいます。

朝食にたんぱく質といい脂質をとって、午前中を元気に

＊ギー：バターから不純物を取り除き、純粋な油分にしたもの。無塩バターを厚手の鍋で加熱処理しても作れます。パンに有塩バターを塗っても。

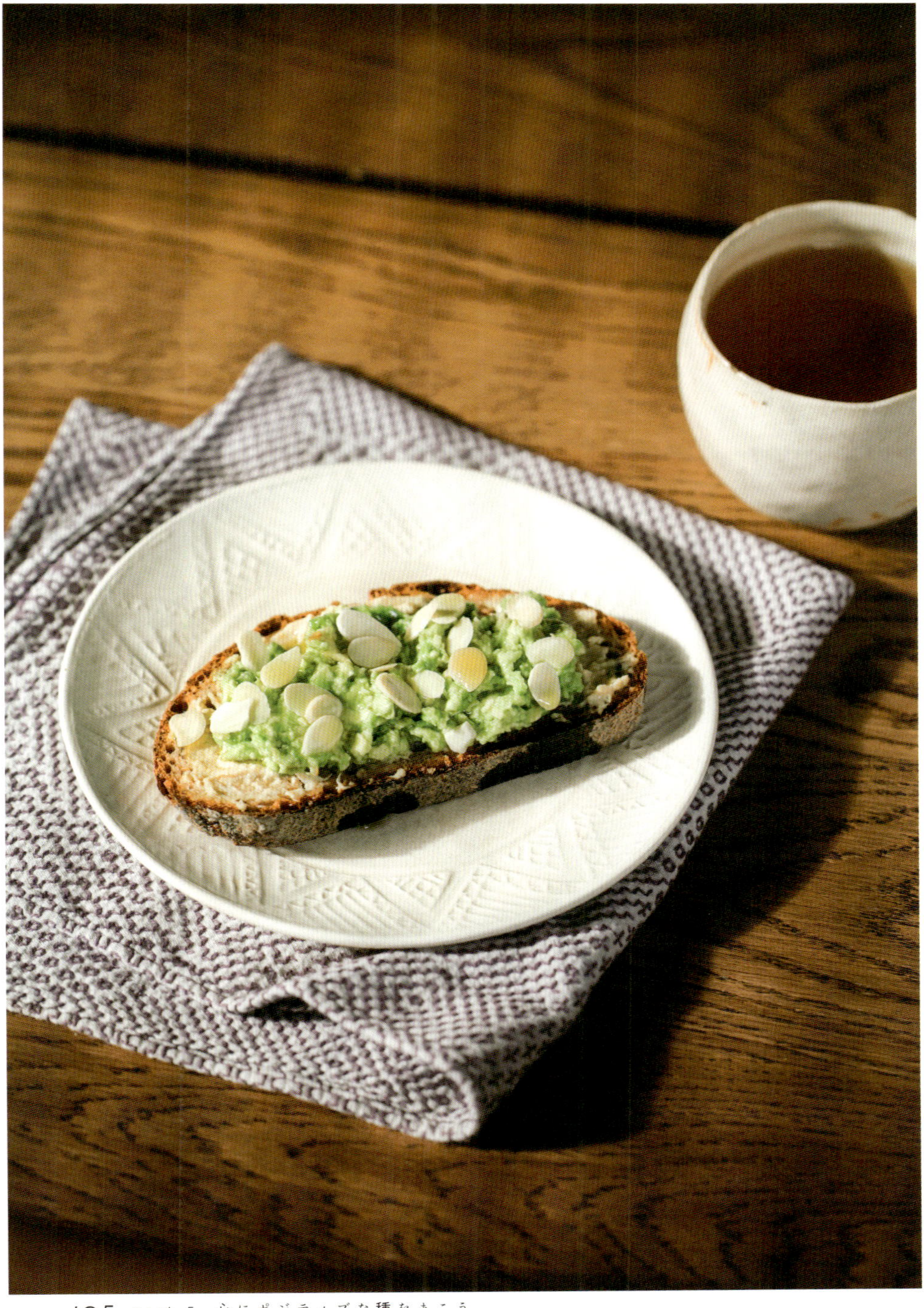

昼の種1

中医学とアーユルヴェーダに精通したクローディア・ウェルチ先生は、女性のホルモンバランスの乱れを食事や生活習慣を整えることで改善に導く、という考えを『Balance your Hormones, Balance your Life』（未邦訳）の中で述べています。特に35歳以降の女性は卵巣機能が低下しやすく、エネルギーの下支えを欠くこと、忙しく働き続ける生活で無理を重ねると、早すぎる老化を招くという言葉には説得力がありました。

とはいえ、本を読んで頭では納得していても、元来お出かけするのが大好きな性分。「忙しくしていないと気分が落ち着かない」思考回路はグランドキャニオンのように深く、簡単には崩れ落ちてくれません。こういう理由で、自分に必要な学びだからこそ、私はヨガを続けているのかもしれないなと思ったりします。

自営業でもあるので、ついつい仕事を引き受けてしまいます。どこかでバランスをとるために、雨の日は買い出しに行かず冷蔵庫にあるものでごはんを作ったり、電車やバスに乗らずに地元で過ごしたり、ボーッと休む時間をとるようにしています。意識的にオフをつくることでからだも休めることができますし、家の中も整います。人が大勢いる場所に外出すると、知らずしらずのうちに気が張っているもの。安心安全という感覚に身を浸すように、家で心地よく過ごせる能力を育むことも、これから歳を重ねていく私にとって大切なのかもしれません。

忙しくしすぎて、正気を失わない

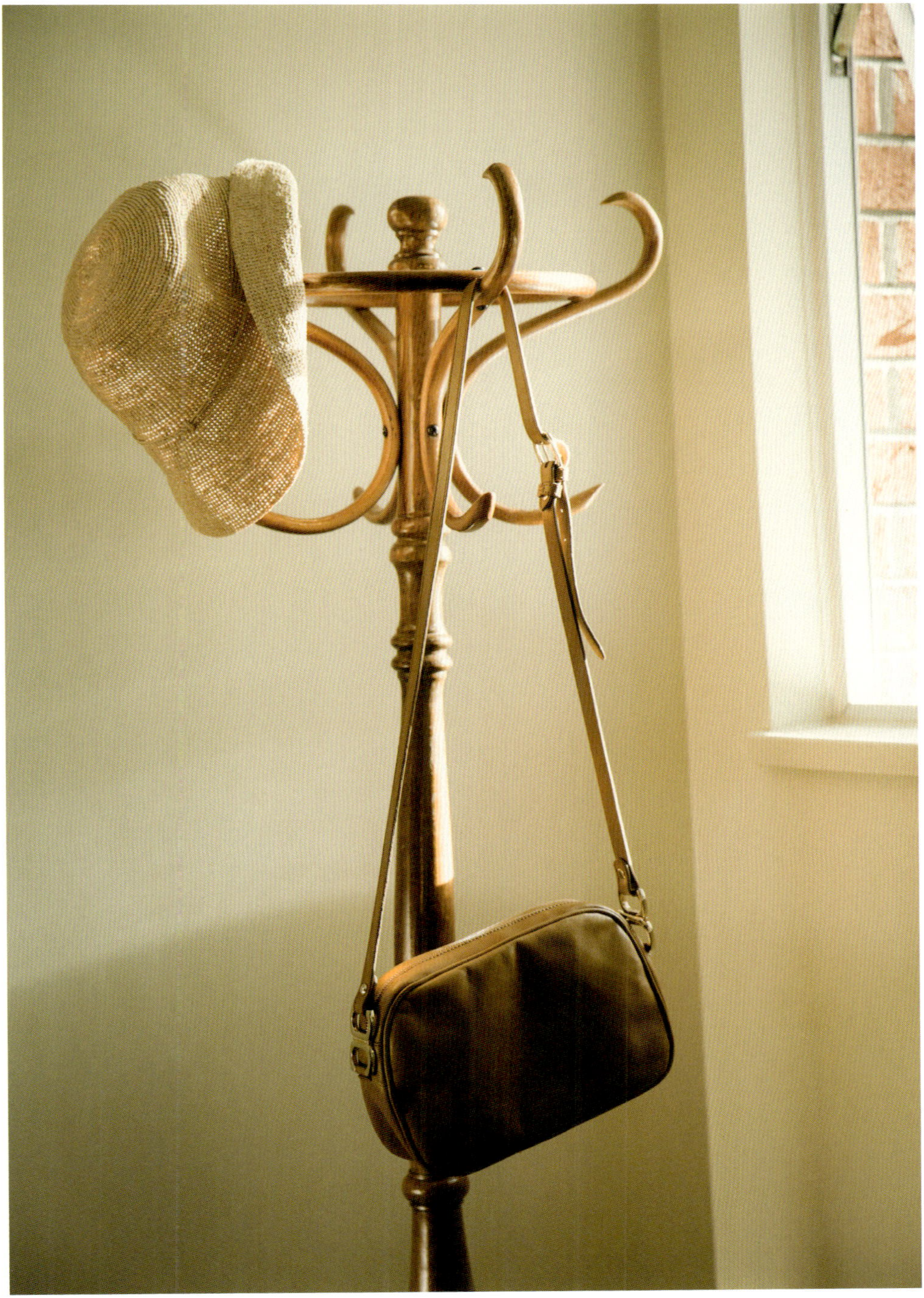

1

昼の種2

季節の野菜や果物を直接手にとって選ぶのが楽しくて、ファーマーズマーケットになるべく足を運ぶようにしています。その日の朝採れたばかりの野菜や完熟した果物、天然酵母のパンやめずらしいチーズなどを購入できますし、大手のスーパーでは目にしない古代種の野菜や、ちょっとした贈り物にも喜ばれるセンスのいい食材が手に入ったりします。

冬の厳しいカナダでは、春から秋の間だけファーマーズマーケットが行われている町も多く、夏はブルーベリーやラズベリー、秋はりんごやかぼちゃなどが目を引きます。ヤギのチーズを使ったピザ屋さんや、ビーガンのお菓子屋さんも人気があって、甘いマフィンの上に蜂がぶんぶん飛んでいてもご愛嬌。

支払うお金が生産者のところへ直接行くので、若い生産者（その多くが環境問題に高い関心を持っています）がフェアな対価を得て、農業の収入で自立した生活ができることをサポートする好機にもなるそうです。

都市で生きていると、地球上の水と空が、私たちの体液や排泄物、口にするもの、消費するもの、ゴミとして出すもの、すべてが大きな一つのスープのようにつながっていることを、時折忘れてしまいます。

東京では、青山の国連大学前で毎週末に、代々木公園でアースデイマーケットが月一で開催されます。ふらっと立ち寄るだけでも楽しいお出かけになりますよ。

季節を肌で感じて過ごす

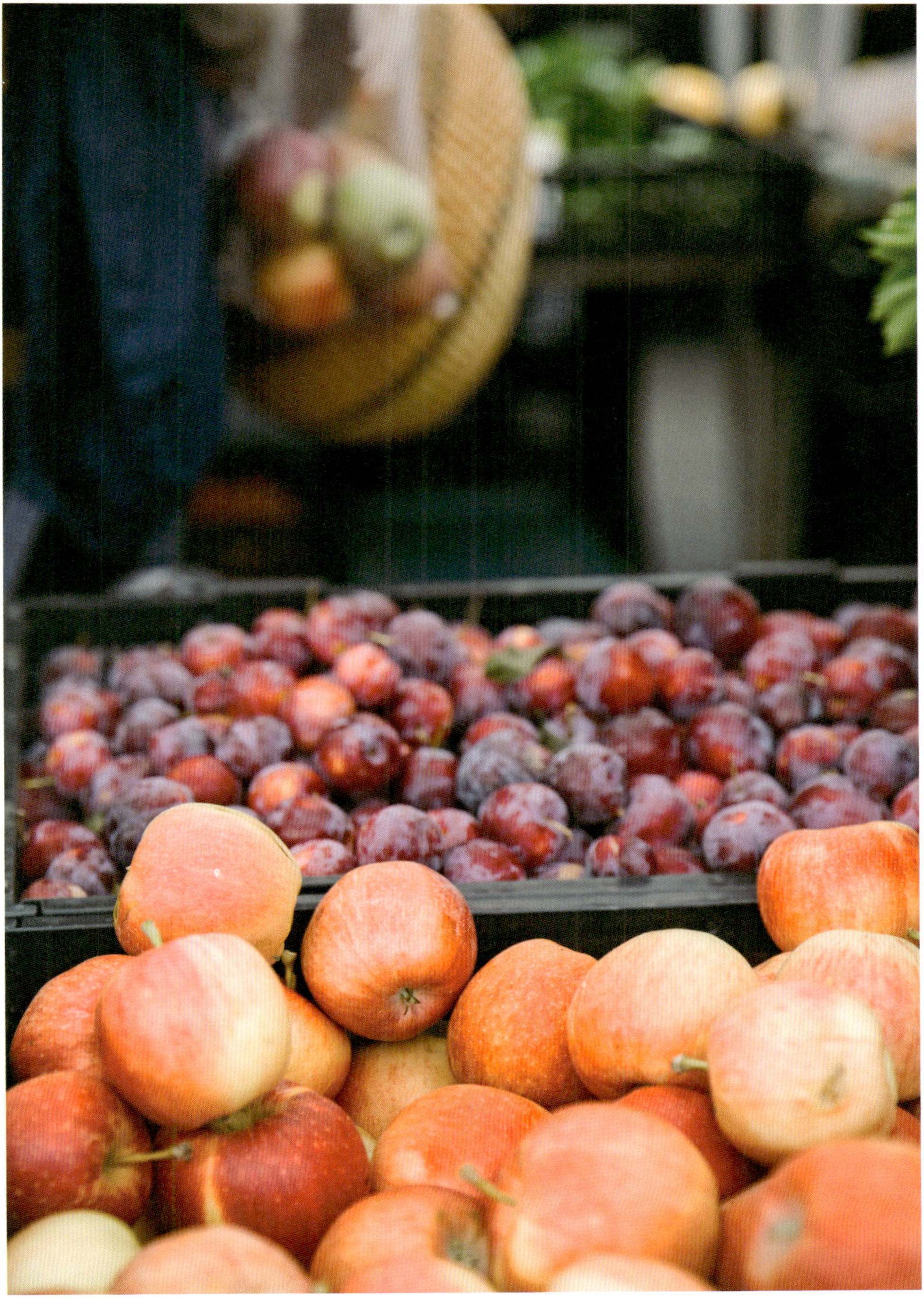

昼の種3

夕飯後にお皿を洗っているとき、その日の疲れのピークにふつふつと「なぜ……？」というダークな感情が表層に浮かび上がってくることがありませんか。「これは美味しいでしょう！」とはりきって作ったごはんに思ったような反応がなかったとき、お皿の下げ方が悪いとき、ずっと立ちっぱなしで買い出し、食事作り、食べさせる、片づける、のサイクルをこなしている時間の中で、ただただ疲れてしまうときに噴出するものです（その後、子どもたちの歯磨き、入浴、乾燥、保湿、パジャマに着替え、絵本読み、寝かしつけまで母のメニューは続きます）。

疲れているときこそ、人の意識は怒りや不安に引っ張られてしまいます。目によく入るところに美しいものや吉祥なもの、自分の心を前向きな状態に引っ張ってくれるものを飾ることが、ささやかな助けになります。私は台所という鬼門に、季節の植物と、いつも穏やかな友人からもらったサンキャッチャー、そして実家の母が京都旅行で買ってきたお寺の日めくりカレンダーを飾っています。日めくりカレンダーは辛口で「どんなことでも苦しむ人がいる　どんなことでも楽しむ人がいる」「皿が割れたのではない　皿を割ったのです」などと書かれていて、ときどき目をそらしたくなります。カナダの雑貨屋さんで売られているウォールアートには「すべては愛だ」「いつでも楽しもう」的なものが多いようで、甘口と辛口を混ぜて飾るのがぴったりきます。

目に入るところに「前へ引っ張ってくれる」ものを置く

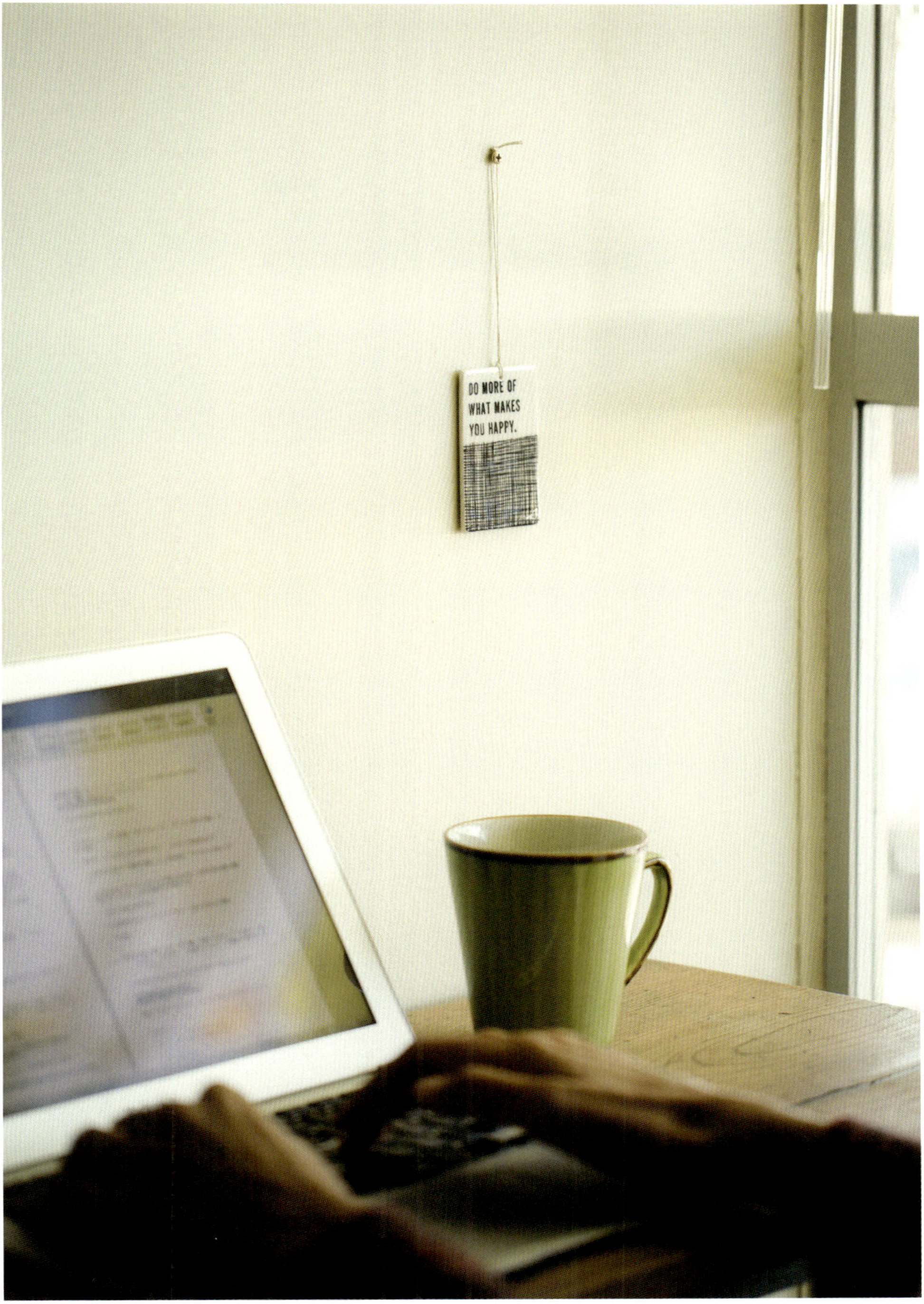
DO MORE OF
WHAT MAKES
YOU HAPPY.

昼の種4

ヨガには、自分自身も含めあらゆる存在の奥に神聖さが宿っているという世界観があります。ヨガの生まれたインドでは、朝一番に祈りの習慣を持つ人も多く、髪や耳の後ろに神に捧げた後の花を飾り、その祝福とともに一日を過ごします。

私は生活の中で花を身につけることは、今はほとんどしませんが、花からつくられたエッセンシャルオイルを身につけることは大好きです。ローズ・アッターやシャンパなどの香りを指先にとって胸につけたり、香水のように手首や耳の後ろに控えめにつけることがあります。ふとしたときに香りに気づくと、気持ちがやわらかくほぐれます。掃除が終わった後の部屋にセージやパロサントなどを焚いて日常に神聖さを呼び込んだり、子どもの手が届かない場所を探して、季節の草花を飾ったりすることもします。風が強く吹いた日の翌朝に針葉樹の枝を拾って大ぶりの花瓶に飾ったり、花屋さんで一輪買い求めることもあります。

苦楽のある人生で、思いどおりにならないことが続くときもあります。そんななかでも自分が過ごす空間に花（または花のスピリットである精油）を飾るということは、自分が選べるささやかな行為です。日々当たり前すぎて慣れてしまって、意識しづらくなっているけれど、でもたしかに存在している、この世のあらゆる美しさに感謝する自分の側からの返礼として花を飾るということは、気づいているというサインでもあるような気がします。

花は神さまのスマイル

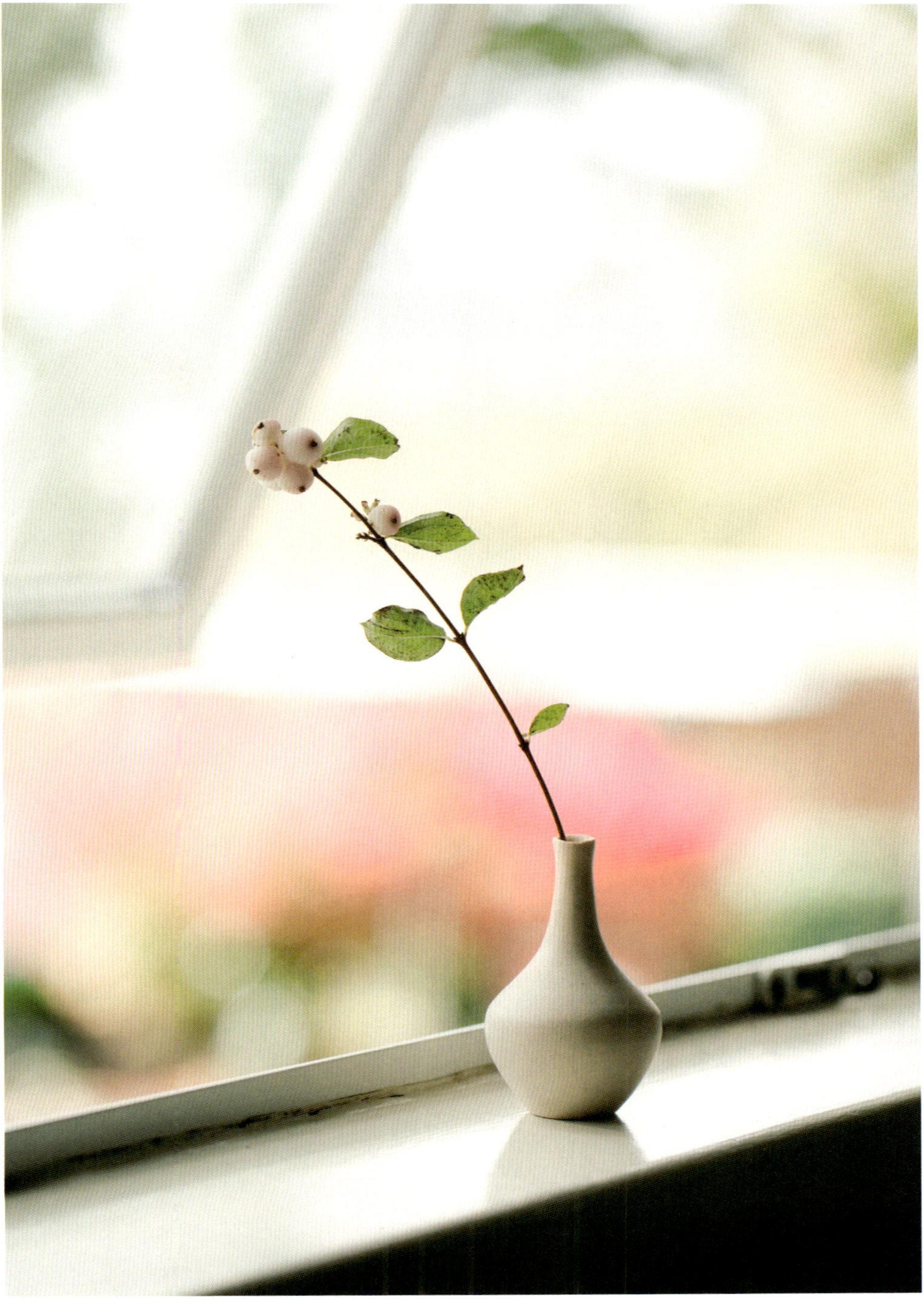

昼の種5

ぼんやりと過ごしていたある日、近所の本屋さんの前に出ている格安古本コーナーの前を通ったら、『私を癒す（Self-Nurture）』という本と目が合いました。著者のアリス・ドーマー博士はハーバード大学メディカルスクール出身で、現在は女性の健康や不妊治療の専門医として活躍されています。

タイトルに惹かれ、さっそく購入して読んでいると、忙しさの中でイライラが爆発しそうになったら、一時停止（Stop）／呼吸（Breathe）／気づきを持つ（Reflect）／選択する（Choose）という4ステップをとるとよい、との提案が目に入りました。

実際にやってみて効果があると感じたのですが、4ステップを実践する前提として、ある程度心がスローダウンしていないと、そもそも一時停止することは難しいと思いました。過去の経験に照らし合わせて事故が起きやすい現場では、こまめにスローダウンをうながす深呼吸をとるように心がけるとよりよいようです。敬愛するペマ・チョドロン先生は、相手をなじるようなひと言を、その日は言葉にする前に「気づく」ことができて口にしなかったら、心が成長した印だとおっしゃっています。

私は夕方から夜にかけてイライラが出やすいので、夕食後2階に上がり20分間、ヨガや瞑想をします。心の澱《おり》が晴れると、イライラの原因は他者や環境だけにあるのではなく、自分の側にもたしかにあると気づくのが悔しいところです。

イライラする前の気づきを持つ時間

＊参考書籍 “Self-Nurture: Learning to Care for Youself as Effectively as You Care for Everyone Else” by Alice D Domar, Ph.D, “Bodhisattva Mind: Teachings to Cultivate Courage and Awareness in the Midst of Suffering” by Pema Chodron

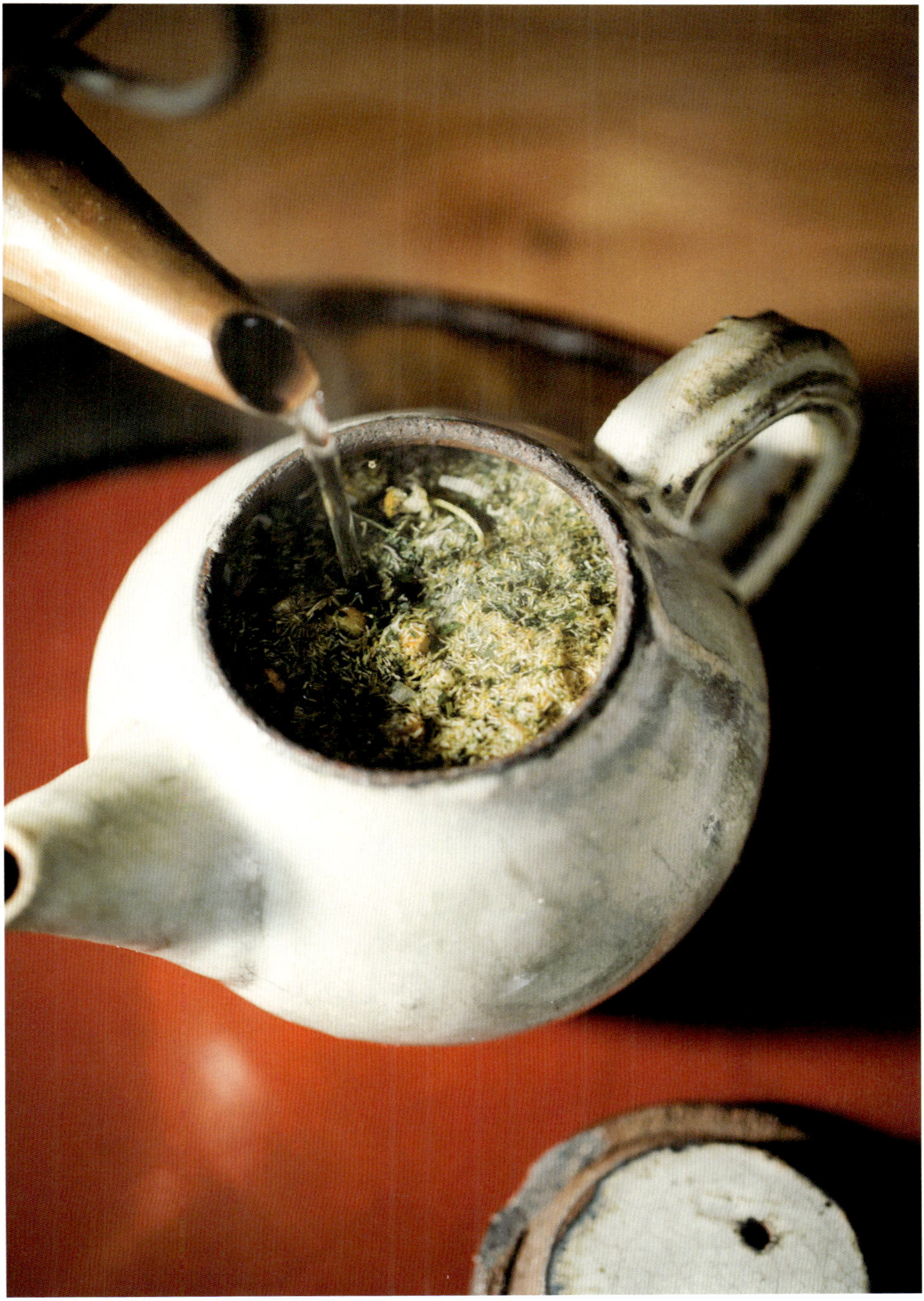

1

夜の種1

自分が好きなことをする時間も大切にしたいなぁ、と思っています。とはいえ、子どもが小さいときは自由時間も少ないもの。自分自身のために立ち上がるのは勇気がいりますし、気持ちを押し殺してパートナーはわかってくれないと思うほうが楽だったりします。でも、言葉にはならない気持ちを察することが苦手、コミュニケーションが不得手という人も存在します。本心ではあなたに幸せでいてほしい、と願っていることも。クールで思いやりのある態度とともに、何をどうしたいかを非暴力的な言葉で具体的に伝えることができたら、ハートを開くことができたなら、私たちの世界はもっと豊かになるなぁ、と思います。

ご無沙汰している友だちと会うことや、少し先にわくわくする予定を立てて、それを楽しみに待つことに、まず自分自身が許可を出しましょう。あえて新しい習いごとや学びを始めることや、知らなかった世界に飛び込むことも、前向きな気持ちを生活のすべてにもたらしてくれます。いつでも深呼吸をとり、自分にかけるやさしい言葉を探しましょう。美味しいお茶を淹れてお菓子を食べましょう。空の美しさに感動したら、それを全員にシェアせず、ただ静かに味わいましょう。

自分にもやさしさを広げることは、穴あきドーナツのようにまわりに与えてばかりで中身は空っぽ、ではなく、クリームの詰まったドーナツのようになること。どちらも美味しいのですが、ＡＮＤでつなぐ。最近はそんなことを考えています。

自分にやさしくしたらANDでつなぐ

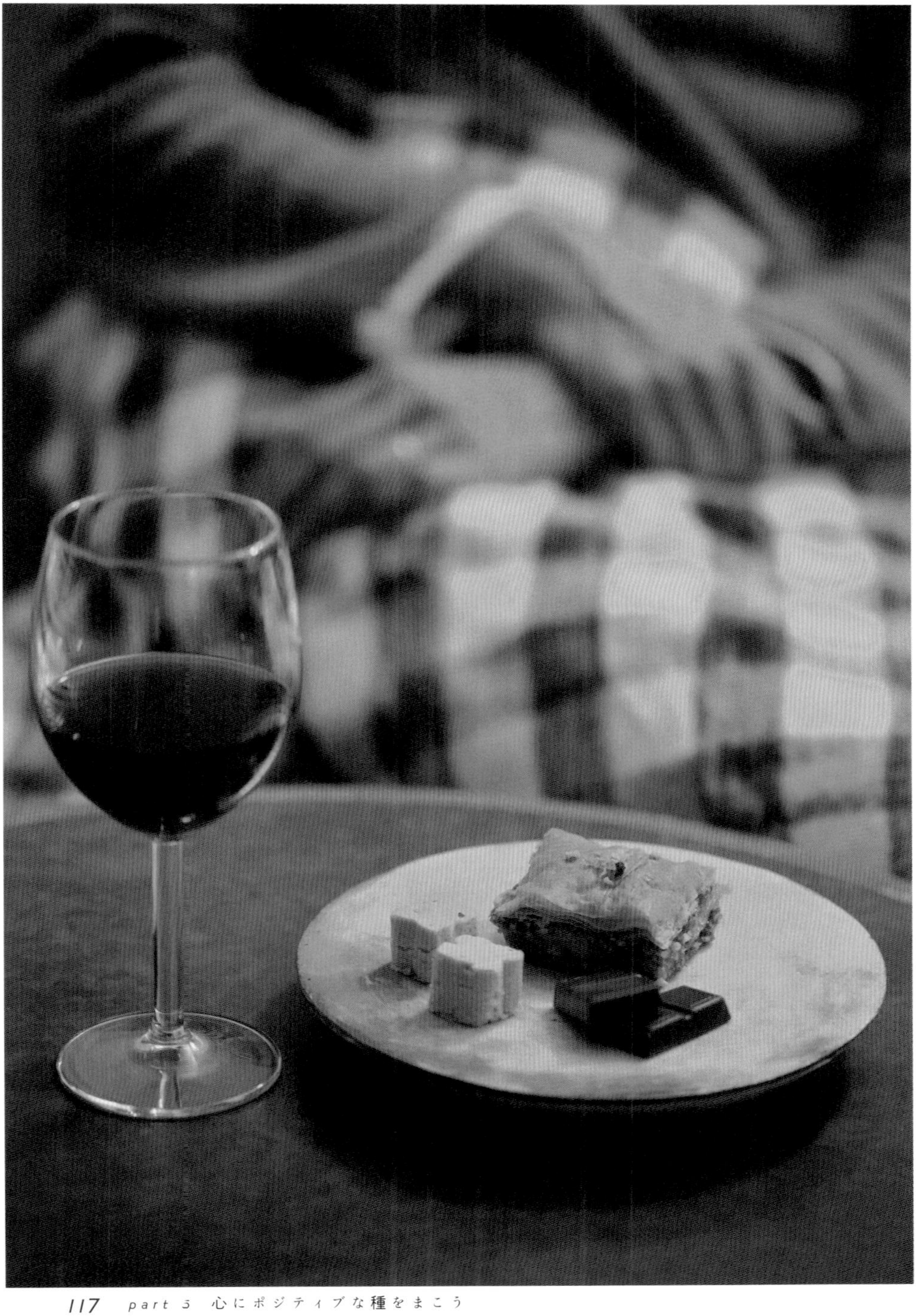

夜の種2

視力が悪いこともあり、夜はなるべく電子機器をいじらないようにしています。パソコンを使う時間が長かった日や、目が乾燥したり、神経を使った日は、帰宅して手を洗うタイミングでコンタクトレンズもはずしてしまいます。あえて視力を落とすことで、細かい作業をする気が起こりませんし、不思議と動きもまろやかになって、低出力モードに切り替えることができます。

アーユルヴェーダの古典には、暗い部屋の中で40日間過ごす、という若返りの秘術があります。まぶしい空間にいると、からだがくつろぐことは難しいですが、一日に浴びる光量もエイジングの調節に関わっているのだとか。もちろん朝は太陽の光を浴びることで体内時計の調整をしたり、日中もなるべく自然光を浴びて過ごすことは、気持ちが落ち込みやすい人や雪国では特に大切です。しかし、太古の時代から私たちの祖先が続けてきたように、夜は照明を薄暗くして過ごすのが、私たちの中にある生命力を賦活《ふかつ》するために役立ちます。

入浴のときは脱衣所の明かりだけつけて、やや薄暗くします。子どもの手が届かない窓枠にロウソクを灯すことも。蜜蝋《みつろう》のロウソクは芯に鉛を含んでいないものが大半で、燃焼時に有害物質を室内に拡散しません。お風呂上がりに子どもと絵本を読むときは、ベッドサイドのランプだけをつけます。読み終えて「寝るよー、おやすみ」と言って真っ暗にすると、スヤスヤ寝てくれる夜が多いです。

ほのかな明かりで神経を休ませる

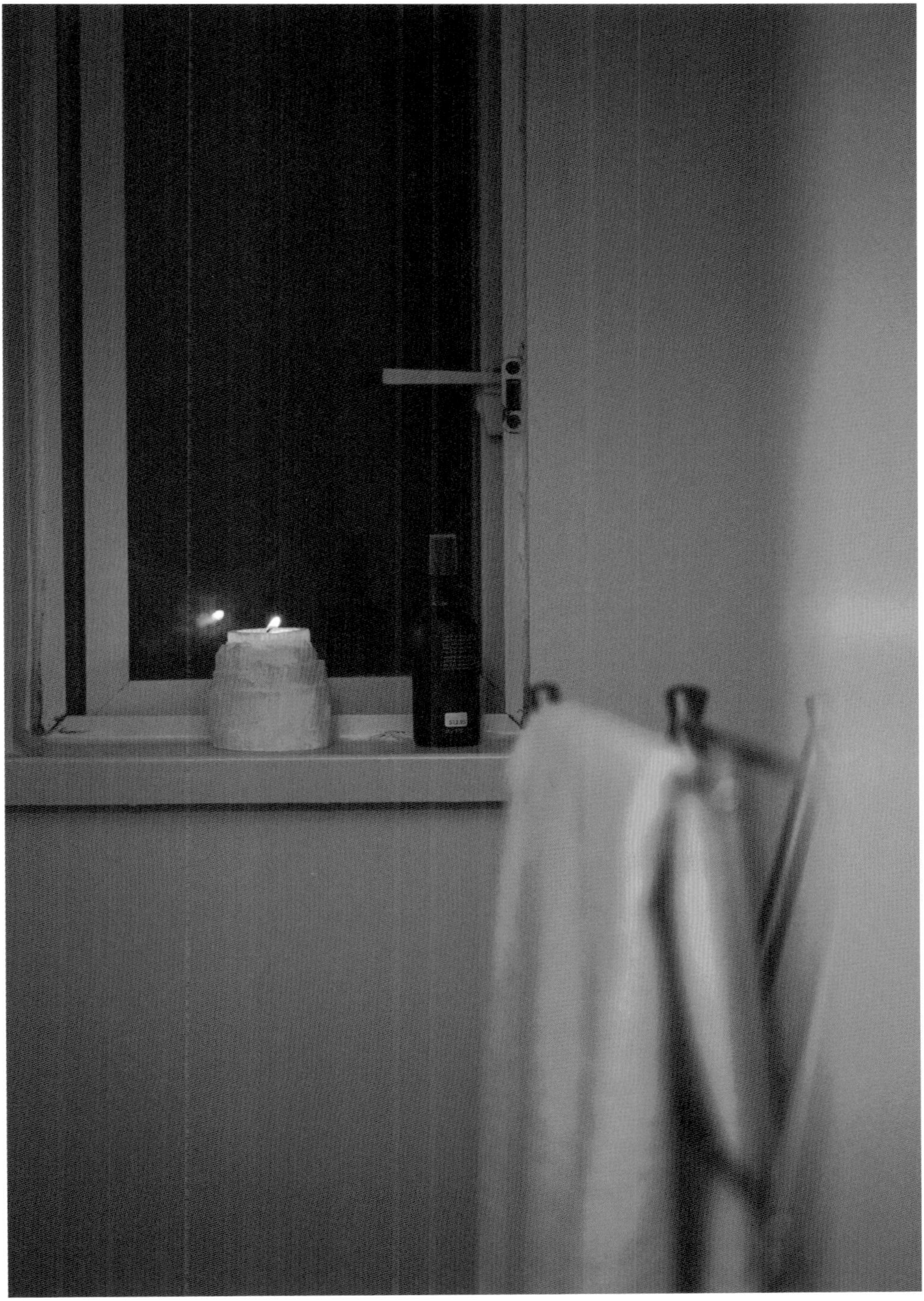

夜の種3

早く寝る

音楽家の児玉奈央ちゃんは、ユニコーンのような魅力のある不思議な女の子。時々会ってお話しするのですが、ある日「香ちゃん、パジャマで寝るのがいいよ。しかも綿の！」と教えてくれました。パジャマ、しかも木綿１００％のものがよく、毎晩眠るのが楽しみになるそうです。説得力のある言葉に惹かれ、早速買いに行きました。それからは毎晩適当な部屋着ではなく、パジャマで寝ています。

朝ヨガがテーマの本ではありますが、本当のところを言うと、いくら朝ヨガをしても、ひどい睡眠不足が続くと、気持ちいい朝を迎えることはできません。疲れは、からだからの「もっと寝たい」「休み足りないよ」という誠実なメッセージであり、それ自体が悪いわけではないのです。

私も昔は深夜まで起きていたのですが、徐々に寝る時間を早めていき、数年前には10時から11時の間に。今は特別な用事がなければ、子どもと一緒に9時頃に布団に入ることも多いです。20代の頃の自分が今の自分を目にしたら、「なんて退屈な！　おばあちゃんみたい」という感想を持つかもしれません。ただ、どちらかというと環境からの影響を受けやすい私にとっては、早寝を優先順位の上位に持ってくる生活を続けることで体調がよくなったというメリットは大きいのです。便秘や冷え、ちょっとしたことで落ち込んでいた心身の不調は、リカバリータイムである睡眠時間が不足していたという理由も大きかったのかもしれません。

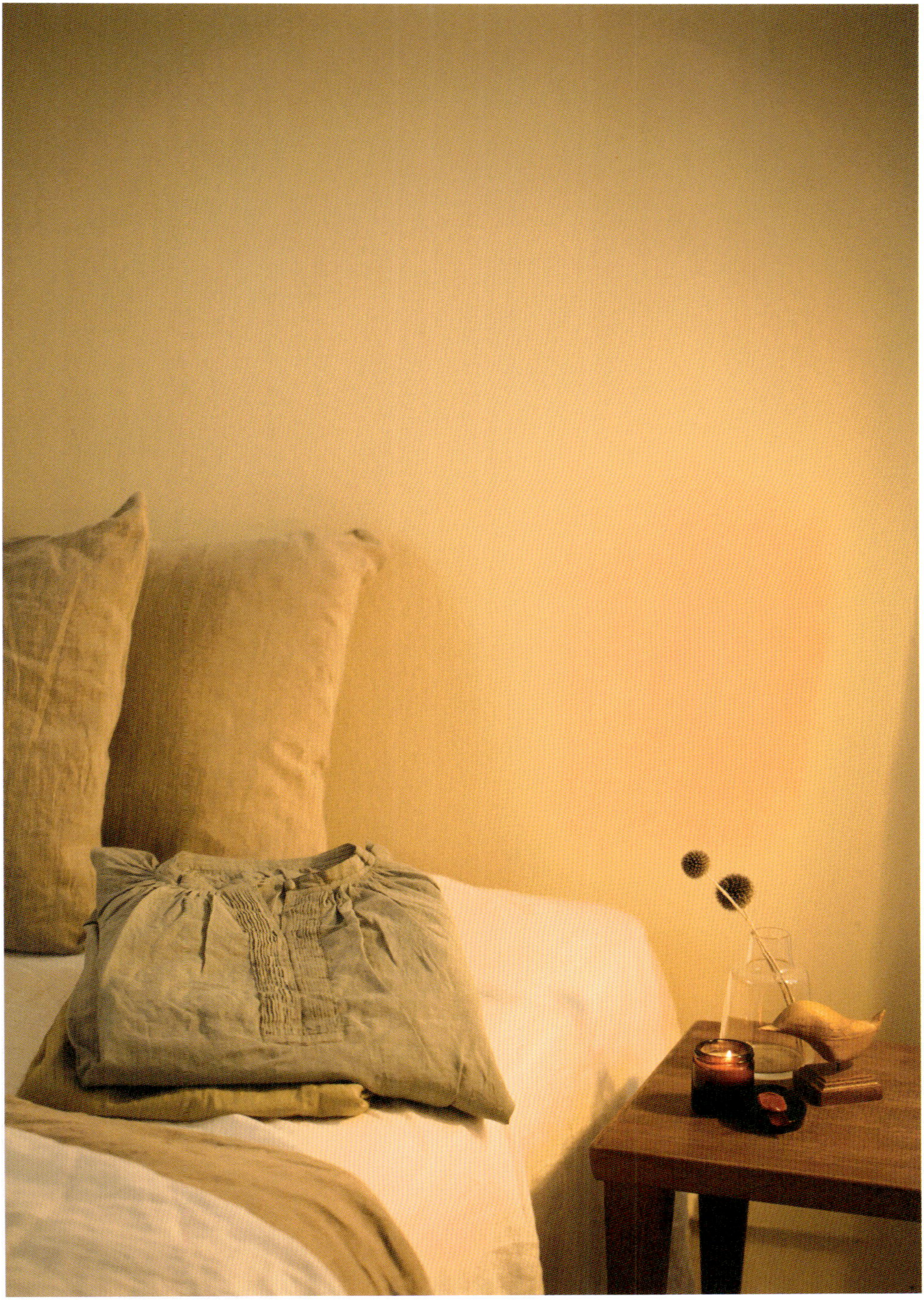

夜の種4

ヨガのクラスの後、年配の女性に「脚を上げたのは50年ぶりです」という感想をいただいたことがありました。からだじゅうをくまなくめぐっている血管は成人で約10万キロ。細い血管を含めると地球2周半分の長さになるということです。加齢とともに血管は柔軟性を失い、詰まりやすくなりがち。日中軽い運動をすることはもちろんですが、滞りやすい下半身の血流を改善する、という意味で脚を上げることも手軽にできるヨガのアプローチです。特に日中座りっぱなし立ちっぱなしで過ごす方、車での移動が多い方は、近くの壁でもソファでも椅子でも、高いところに脚を持たせかけて休むことを試してみてください。お尻が壁や椅子に近いほど刺激が強くなりますし、少しお尻を離すと穏やかになります。

脚を上げたら、しばし目を閉じます。からだが内側も外側もやわらかくほぐれていくように、緊張しているところが見つかったら、やさしくゆるめていきます。一日の疲れが浄化されていくようなイメージで、口から長く息を吐きます。心配ごとや、背負っている責任も一度肩から下ろし、ただ横になって休みましょう。

アイピローやタオルで巻いた冷凍グリーンピースの袋を目の上に置くのもひんやりして気持ちがいいもの。目を休め、日中に拡散していた意識を自分の中心であるホームに呼び戻す時間です。脚を上げることは副交感神経を優位にして入眠しやすくなるだけでなく、むくみがとれて脚がスッキリするのも嬉しいことです。

脚を上げて浄化する

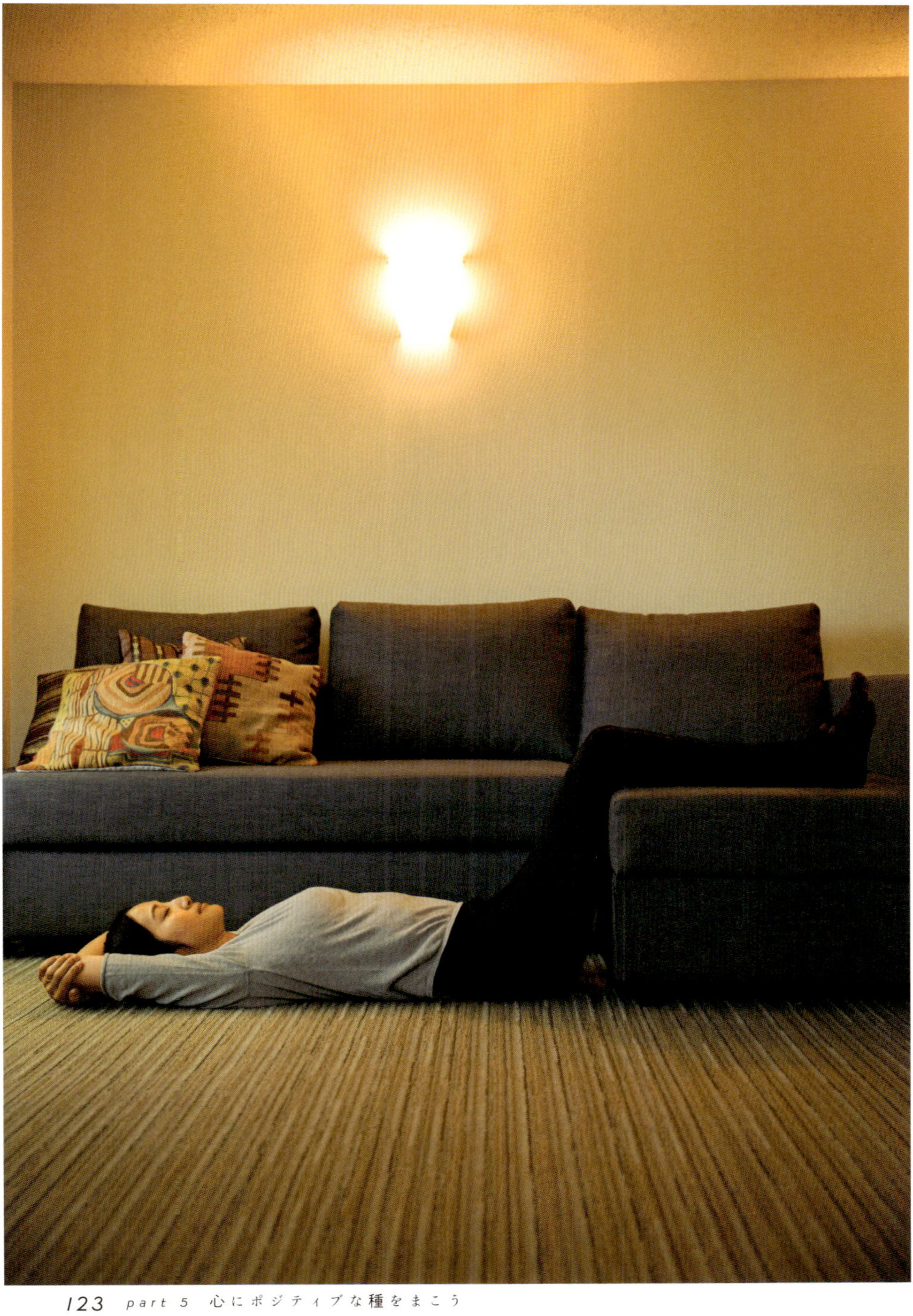

夜の種5

元気いっぱいの子どもたちが帰宅してから寝るまでは、にぎやかで目まぐるしい時間です。大人の側の希望や予定があっても、子どもが夜中や朝方に体調を崩してしまうこともあります。そんな不測の事態（だけど、それが現実！）に対応するために、独身時代よりもいろいろなケースをあらかじめ想定して備えたり、先の準備を前倒しでするようになった方は多いのではないでしょうか。

バタバタになりがちな朝、「早くして！」の代わりに少しでも明るい気持ちで過ごせること、笑顔で皆を送り出せることが、今の私にとっては何よりのヨガです。そのために、寝る前に明日の支度を少しだけ進めるようにしています。旦那さんと子どもの持っていくお弁当の仕込み、必要な資料や仕事道具をカバンに詰めておくこと、次の日に着る服一式を準備すること、などです。

特に妊娠中や産後のホルモンの変化のせいか、忘れっぽくなっているようです。脳が新しい役割に適応するために変化成長している時期なので、それも自然の叡智だなぁと思うのですが、忘れてはいけないものを忘れて家を出る、なんていうことが何度かあって、社会人としてこれはいかん！　と反省しました。

お布団に入ってから「あ、明日はあれがいる」なんて思い出すと、気になって目が冴えてしまうことも。なるべく起きている間に準備を進めて、考えなくてもいいように頭のメモリを自由にしておくことで、心やすらかに眠れます。

「早く！」の代わりに明日の準備を少し

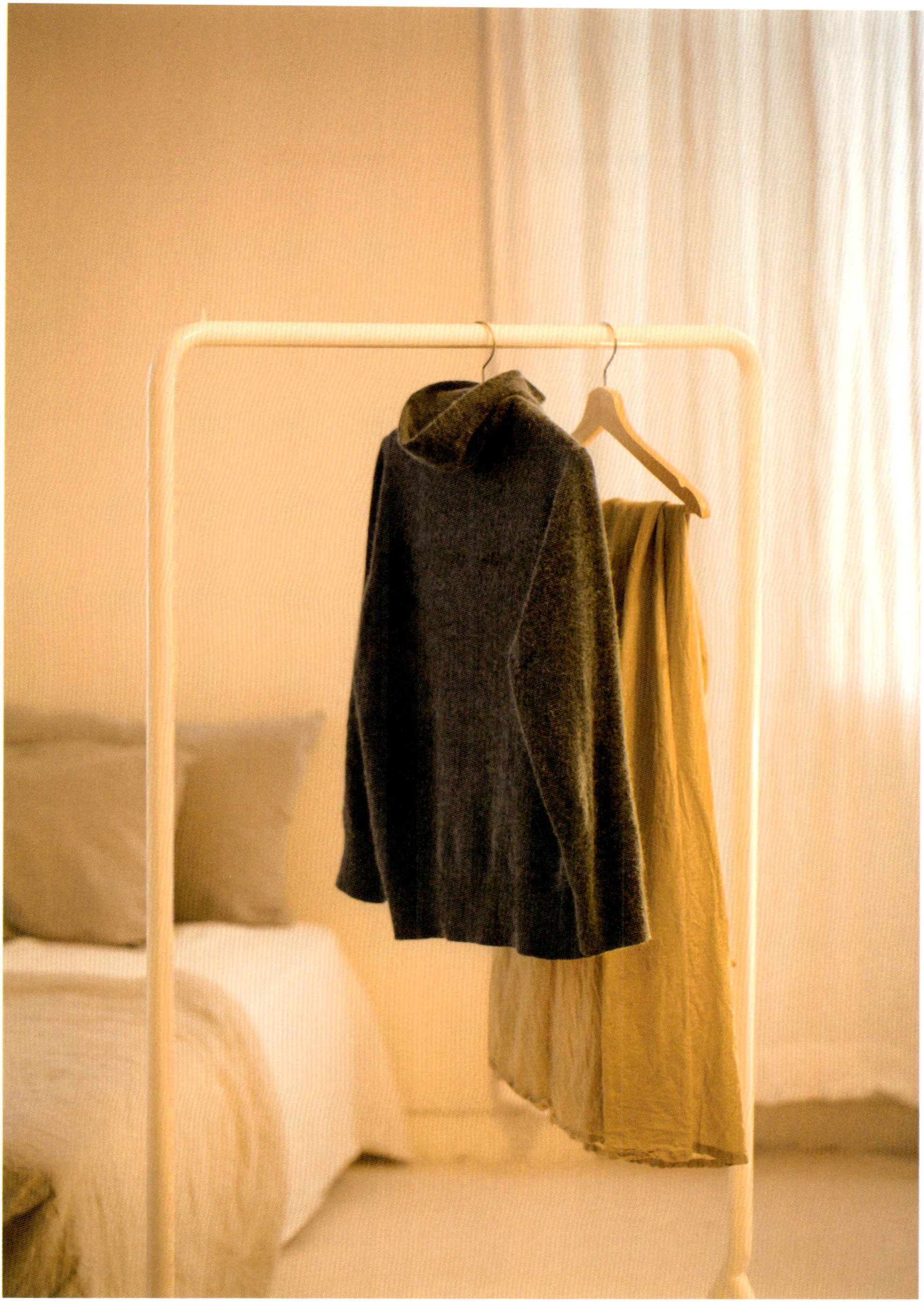

epilogue

やるべきことのリストは無限にあるように見えますが、それでも手持ちの札の中でセルフケアをすることは、やわらかなハートと共に生きるために、すでに存在するミラクルに気づくために欠かせないことです。

少し個人的な話になってしまうのですが、私は頭の中で理想を高く掲げ、そうではない自分や現実に苛立ち、勝手にイライラを募らせるところがありました。

まわりのせいにしたり、相手を変えようとしたのですが、そのやり方はうまくいきませんでした。

ヨガを学び、自分が生きる人生の第一の登場人物である自分自身を大切にすることを心がけると、前よりもきげんよく、まわりの人とも仲良く過ごせることが増えました。

何より、私自身が心安らかであるのが好きなことに気づきました。

この本は、その気づきを実践しながら、一日のスタートである朝がさわやかな時間であるように、誰かの役に立つことを願って綴りました。

ニコニコしながら話を聞いてくれる担当編集者の松岡さん、想定外のカッコいいデザインに仕上げてくれる三木さん、バンクーバーまで写真を撮りに来てくれた和貴ちゃん、肌に負担のない化粧品で可愛くメイクをしてくれる舞子ちゃん、本のイメージにぴったりのスタイリングを担当してくれた菜苗ちゃん。このメンバーで一緒に仕事ができたことが、とても楽しかったです。

そして、この本をとってくださったあなたへ。

読む人がいて、はじめて本に命が宿ります。

最後まで読んでいただき、どうもありがとうございました。

サントーシマ香

サントーシマ香 さんとーしま かおり

ヨガ講師／アーユルヴェーダ・セラピスト。モデルや女優として活動していた慶應義塾大学在学中にヨガと出合い、2002年渡米。2005年全米ヨガアライアンス認定インストラクター講座を修了、その後インドのティラック・アーユルヴェーダ大学にて研修を受ける。2008年に拠点を日本に移し、各地でのワークショップ、テレビやラジオ、外国人ヨガ講師のコーディネイトや通訳、翻訳など幅広い分野で活躍。現在はカナダ在住。著書に『疲れないからだをつくる夜のヨガ』（大和書房）、『おやすみヨガ』（学研プラス）、『カラダがかわるたのしいおうちヨガ・プログラム』『DVD付 心を整える リラックスおうちヨガ・プログラム』『DVD付 マタニティから産後まで使えるおうちヨガプログラム』（高橋書店）、『DVDつき サントーシマ香のやさしいムーンサイクルヨガ』（主婦の友社）などがある。

サントーシマ香　http://www.santosima.com

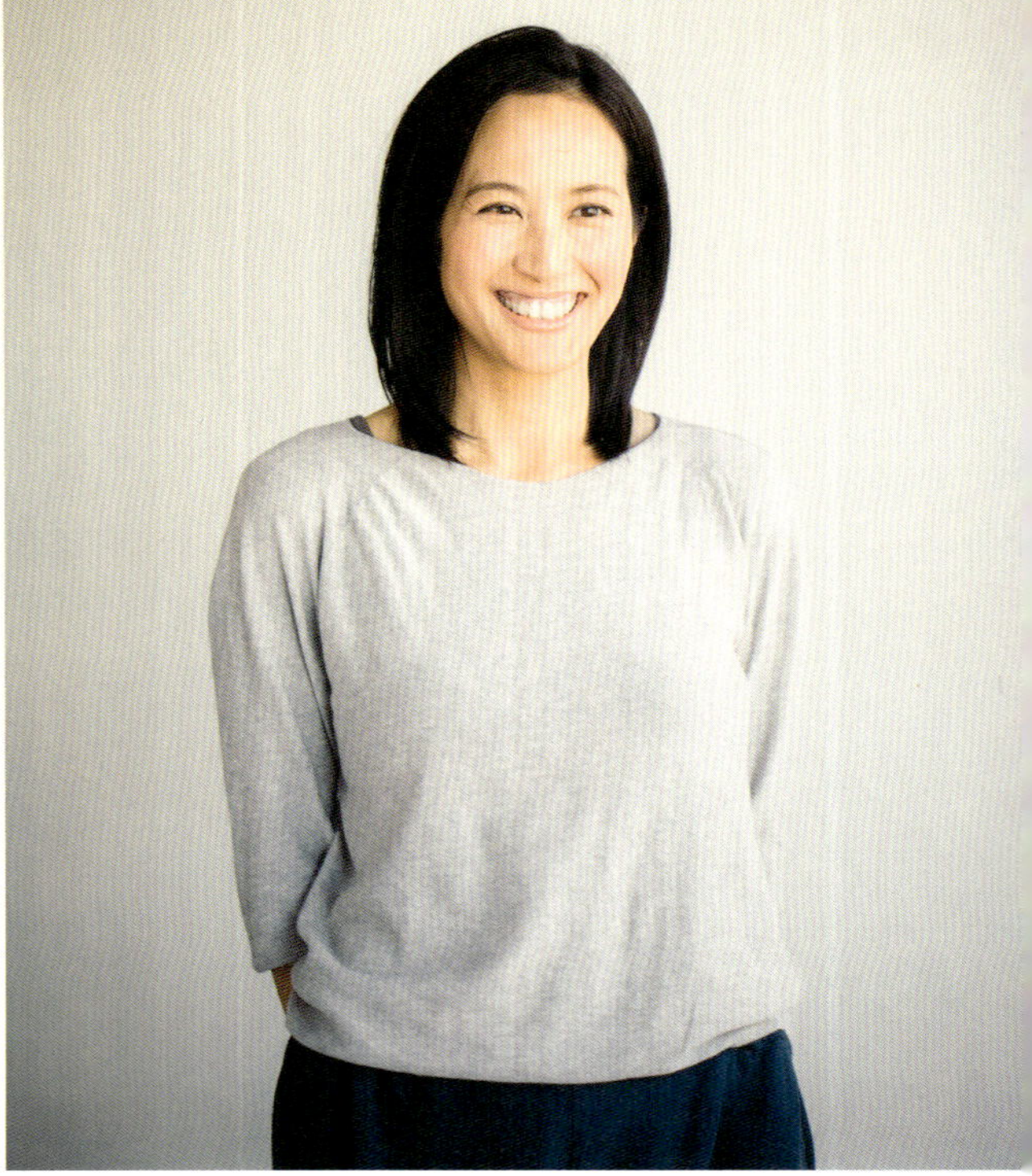

デザイン
三木俊一＋廣田 萌（文京図案室）

撮影
濱津和貴

ヘアメイク
青木舞子

スタイリング
前山菜苗

校正
飯田満枝

一日の体調を整える
朝のヨガ

2018年4月1日 第1刷発行

著者
サントーシマ香

発行者
佐藤 靖

発行所
大和《だいわ》書房
東京都文京区関口1-33-4
〒112-0014
電話 03（3203）4511

印刷
歩プロセス

製本
ナショナル製本

ISBN 978-4-479-78417-3

http://www.daiwashobo.co.jp